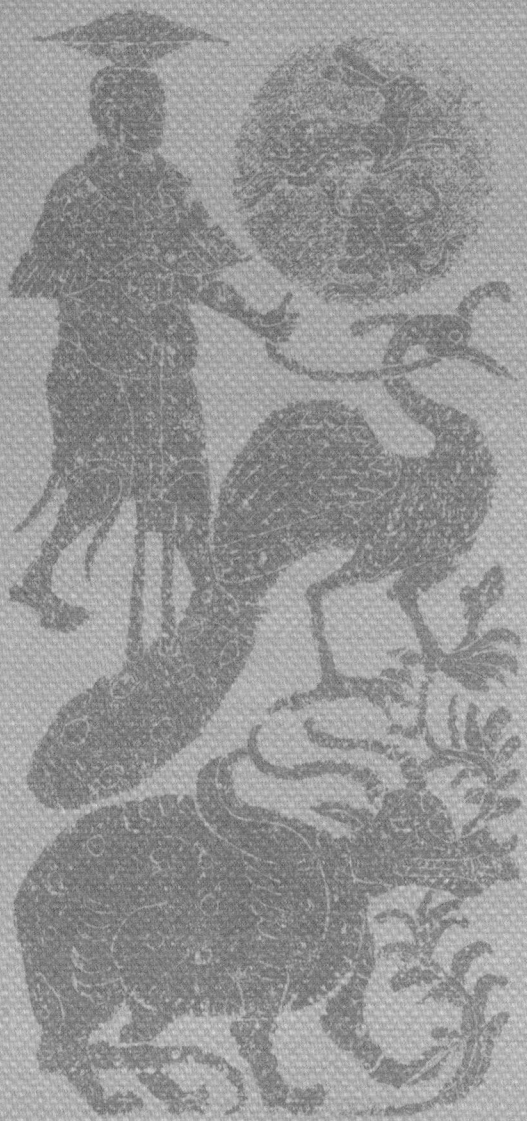

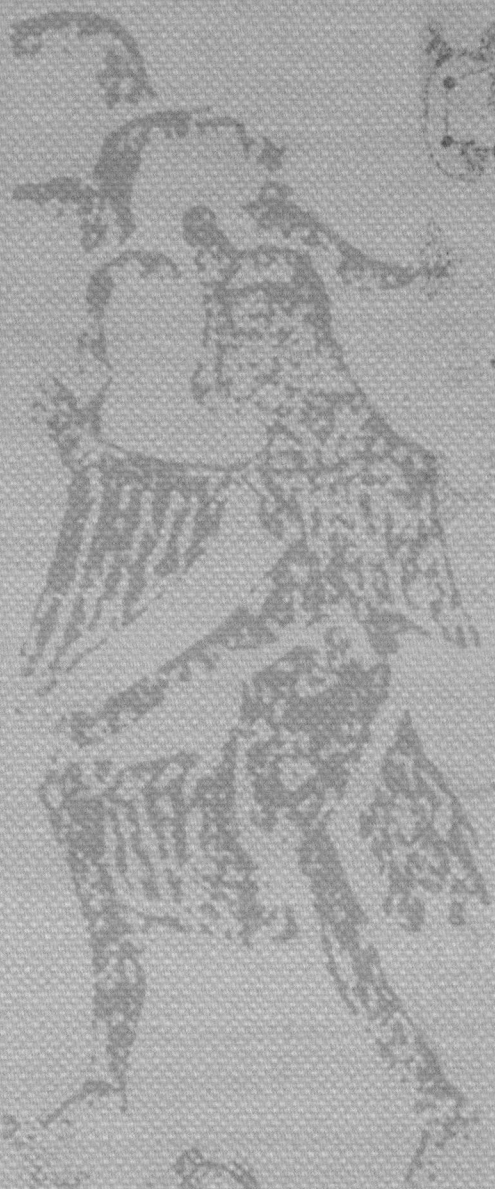

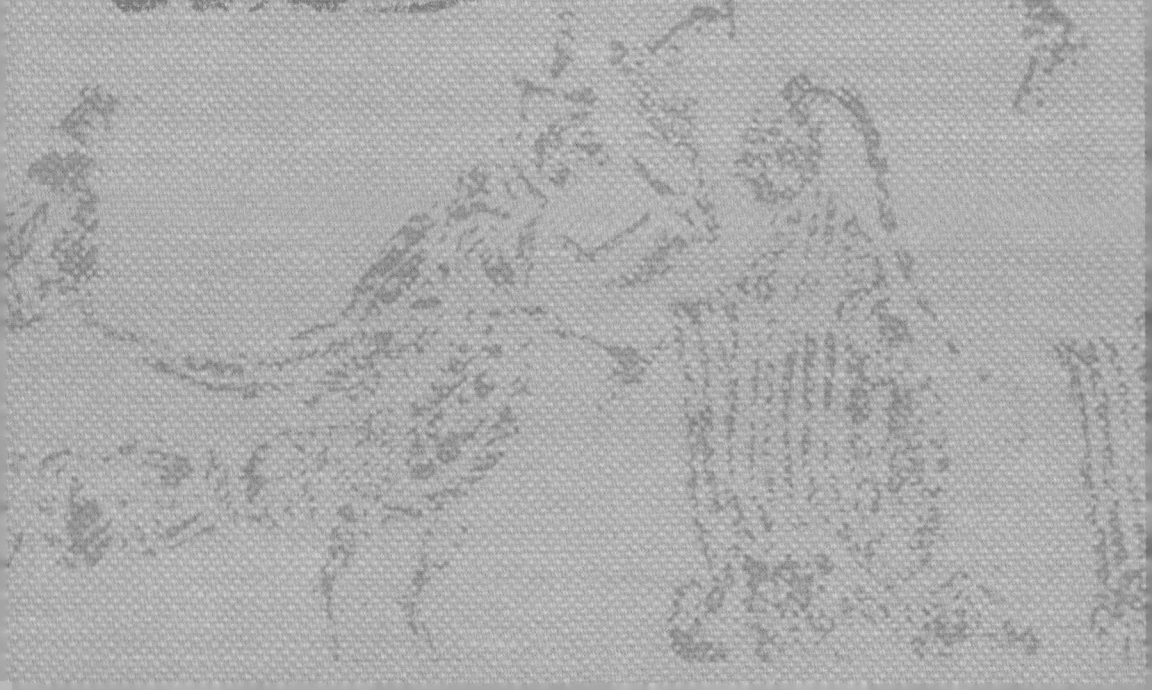

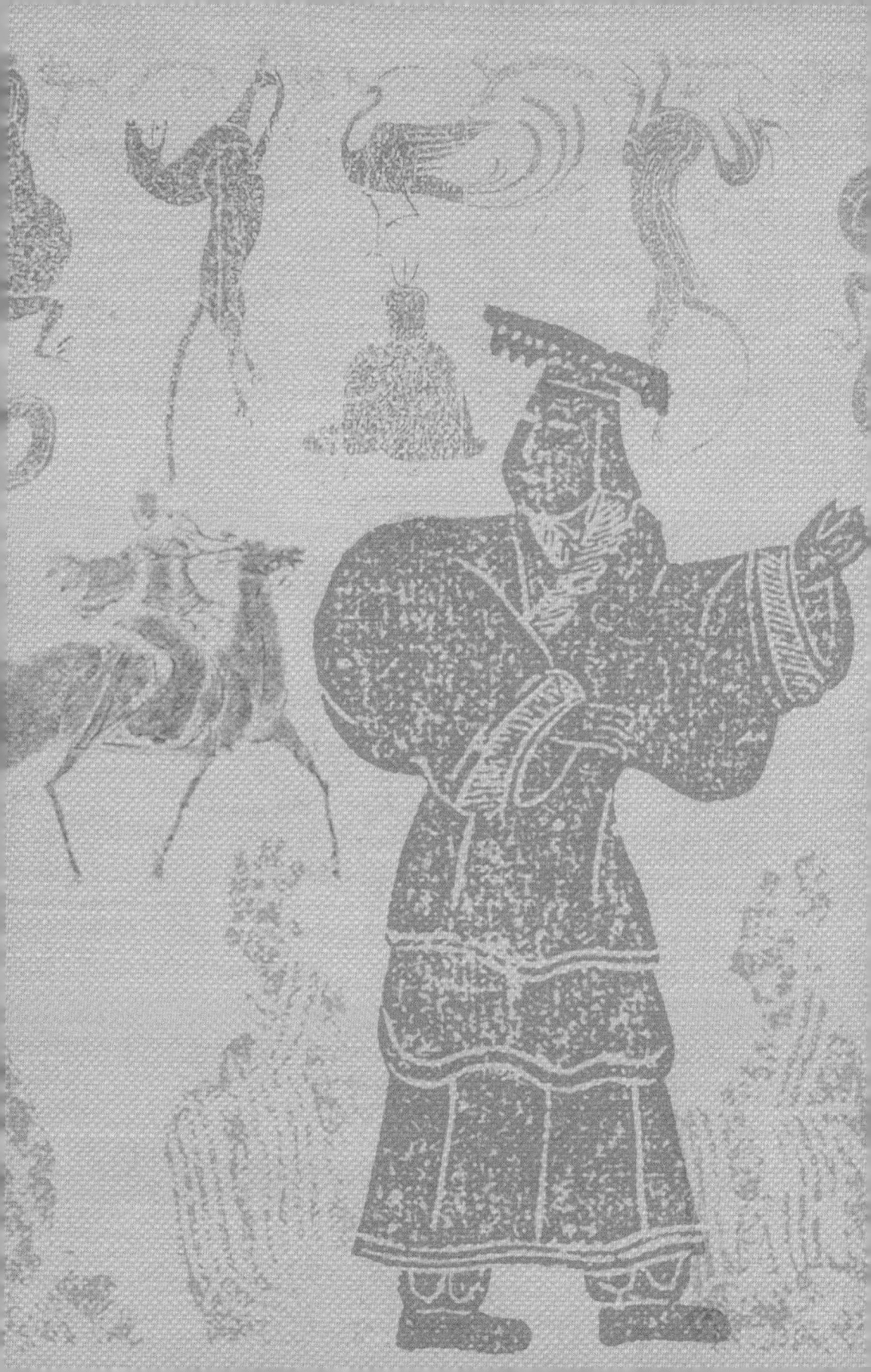

中国古医籍整理丛书

女科万金方

南宋·薛辛　撰

鲍晓东　方　正　校注

中国中医药出版社

·北　京·

图书在版编目（CIP）数据

女科万金方/（南宋）薛辛撰；鲍晓东，方正校注.
—北京：中国中医药出版社，2015.12（2024.8重印）
（中国古医籍整理丛书）
ISBN 978-7-5132-2928-9

Ⅰ.①女…　Ⅱ.①薛…②鲍…③方…　Ⅲ.①中医妇
科学—验方—汇编—中国—南宋　Ⅳ.①R289.5

中国版本图书馆 CIP 数据核字（2015）第 271385 号

中国中医药出版社出版
北京经济技术开发区科创十三街 31 号院二区 8 号楼
邮政编码　100176
传真　010 64405721
北京盛通印刷股份有限公司印刷
各地新华书店经销

*

开本 710×1000　1/16　印张 9.25　字数 36 千字
2015 年 12 月第 1 版　2024 年 8 月第 2 次印刷
书　号　ISBN 978-7-5132-2928-9

*

定价　28.00 元
网址　www.cptcm.com

国家中医药管理局
中医药古籍保护与利用能力建设项目
组织工作委员会

前　言

中医药古籍是传承中华优秀文化的重要载体，也是中医学传承数千年的知识宝库，凝聚着中华民族特有的精神价值、思维方法、生命理论和医疗经验，不仅对于传承中医学术具有重要的历史价值，更是现代中医药科技创新和学术进步的源头和根基。保护和利用好中医药古籍，是弘扬中国优秀传统文化、传承中医学术的必由之路，事关中医药事业发展全局。

1949 年以来，在政府的大力支持和推动下，开展了系统的中医药古籍整理研究。1958 年，国务院科学规划委员会古籍整理出版规划小组在北京成立，负责指导全国的古籍整理出版工作。1982 年，国务院古籍整理出版规划小组召开全国古籍整理出版规划会议，制定了《古籍整理出版规划（1982—1990）》，卫生部先后下达了两批 200 余种中医古籍整理任务，掀起了中医古籍整理研究的新高潮，对中医文化与学术的弘扬、传承和发展，发挥了极其重要的作用，产生了不可估量的深远影响。

2007 年《国务院办公厅关于进一步加强古籍保护工作的意见》明确提出进一步加强古籍整理、出版和研究利用，以及

"保护为主、抢救第一、合理利用、加强管理"的方针。2009年《国务院关于扶持和促进中医药事业发展的若干意见》指出，要"开展中医药古籍普查登记，建立综合信息数据库和珍贵古籍名录，加强整理、出版、研究和利用"。《中医药创新发展规划纲要（2006—2020）》强调继承与创新并重，推动中医药传承与创新发展。

2003～2010年，国家财政多次立项支持中国中医科学院开展针对性中医药古籍抢救保护工作，在中国中医科学院图书馆设立全国唯一的行业古籍保护中心，影印抢救濒危珍本、孤本中医古籍1640余种；整理发布《中国中医古籍总目》；遴选351种孤本收入《中医古籍孤本大全》影印出版；开展了海外中医古籍目录调研和孤本回归工作，收集了11个国家和2个地区137个图书馆的240余种书目，基本摸清流失海外的中医古籍现状，确定国内失传的中医药古籍共有220种，复制出版海外所藏中医药古籍133种。2010年，国家财政部、国家中医药管理局设立"中医药古籍保护与利用能力建设项目"，资助整理400余种中医药古籍，并着眼于加强中医药古籍保护和研究机构建设，培养中医古籍整理研究的后备人才，全面提高中医药古籍保护与利用能力。

在此，国家中医药管理局成立了中医药古籍保护和利用专家组和项目办公室，专家组负责项目指导、咨询、质量把关，项目办公室负责实施过程的统筹协调。专家组成员对古籍整理研究具有丰富的经验，有的专家从事古籍整理研究长达70余年，深知中医药古籍整理研究的重要性、艰巨性与复杂性，履行职责认真务实。专家组从书目确定、版本选择、点校、注释等各方面，为项目实施提供了强有力的专业指导。老一辈专家的学术水平和智慧，是项目成功的重要保证。项目承担单位山东中医药大学、南京中医药大学、上海中医药大学、福建中医药大学、浙江省中医药研究院、陕西省中医药研究院、河南省中医药研究院、辽宁中医药大学、成都中医药大学及所在省市中医药管理部门精心组织，充分发挥区域间互补协作的优势，并得到承担项目出版工作的中国中医药出版社大力配合，全面推进中医药古籍保护与利用网络体系的构建和人才队伍建设，使一批有志于中医学术传承与古籍整理工作的人才凝聚在一起，研究队伍日益壮大，研究水平不断提高。

本着"抢救、保护、发掘、利用"的理念，该项目重点选择近60年未曾出版的重要古医籍，综合考虑所选古籍的保护价值、学术价值和实用价值。400余种中医药古籍涵盖了医经、基础理论、诊法、伤寒金匮、温病、本草、方书、内科、外科、女科、儿科、伤科、眼科、咽喉口齿、针灸推拿、养生、医案医话医论、医史、临证综合等门类，跨越唐、宋、金元、明以迄清末。全部古籍均按照项目办公室组织完成的行业标准《中医古籍整理规范》及《中医药古籍整理细则》进行整理校注，绝大多数中医药古籍是第一次校注出版，一批孤本、稿本、抄本更是首次整理面世。对一些重要学术问题的研究成果，则集中收录于各书的"校注说明"或"校注后记"中。

"既出书又出人"是本项目追求的目标。近年来，中医药古籍整理工作形势严峻，老一辈逐渐退出，新一代普遍存在整理研究古籍的经验不足、专业思想不坚定等问题，使中医古籍整理面临人才流失严重、青黄不接的局面。通过本项目实施，搭建平台，完善机制，培养队伍，提升能力，经过近5年的建设，锻炼了一批优秀人才，老中青三代齐聚一堂，有效地稳定了研究队伍，为中医药古籍整理工作的开展和中医文化与学术的传承提供必备的知识和人才储备。

本项目的实施与《中国古医籍整理丛书》的出版，对于加强中医药古籍文献研究队伍建设、建立古籍研究平台，提高古籍整理水平均具有积极的推动作用，对弘扬我国优秀传统文化，推进中医药继承创新，进一步发挥中医药服务民众的养生保健与防病治病作用将产生深远影响。

第九届、第十届全国人大常委会副委员长许嘉璐先生，国家卫生计生委副主任、国家中医药管理局局长、中华中医药学会会长王国强先生，我国著名医史文献专家、中国中医科学院马继兴先生在百忙之中为丛书作序，我们深表敬意和感谢。

由于参与校注整理工作的人员较多，水平不一，诸多方面尚未臻完善，希望专家、读者不吝赐教。

国家中医药管理局中医药古籍保护与利用能力建设项目办公室
二〇一四年十二月

许 序

"中医"之名立，迄今不逾百年，所以冠以"中"字者，以别于"洋"与"西"也。慎思之，明辨之，斯名之出，无奈耳，或亦时人不甘泯没而特标其犹在之举也。

前此，祖传医术（今世方称为"学"）绵延数千载，救民无数；华夏屡遭时疫，皆仰之以度困厄。中华民族之未如印第安遭染殖民者所携疾病而族灭者，中医之功也。

医兴则国兴，国强则医强。百年运衰，岂但国土肢解，五千年文明亦不得全，非遭泯灭，即蒙冤扭曲。西方医学以其捷便速效，始则为传教之利器，继则以"科学"之冕畅行于中华。中医虽为内外所夹击，斥之为蒙昧，为伪医，然四亿同胞衣食不保，得获西医之益者甚寡，中医犹为人民之所赖。虽然，中国医学日益陵替，乃不可免，势使之然也。呜呼！覆巢之下安有完卵？

嗣后，国家新生，中医旋即得以重振，与西医并举，探寻结合之路。今也，中华诸多文化，自民俗、礼仪、工艺、戏曲、历史、文学，以至伦理、信仰，皆渐复起，中国医学之兴乃属必然。

迄今中医犹为国家医疗系统之辅，城市尤甚。何哉？盖一则西医赖声、光、电技术而于20世纪发展极速，中医则难见其进。二则国人惊羡西医之"立竿见影"，遂以为其事事胜于中医。然西医已自觉将入绝境：其若干医法正负效应相若，甚或负远逾于正；研究医理者，渐知人乃一整体，心、身非如中世纪所认定为二对立物，且人体亦非宇宙之中心，仅为其一小单位，与宇宙万象万物息息相关。认识至此，其已向中国医学之理念"靠拢"矣，虽彼未必知中国医学何如也。唯其不知中国医理何如，纯由其实践而有所悟，益以证中国之认识人体不为伪，亦不为玄虚。然国人知此趋向者，几人？

国医欲再现宋明清高峰，成国中主流医学，则一须继承，一须创新。继承则必深研原典，激清汰浊，复吸纳西医及我藏、蒙、维、回、苗、彝诸民族医术之精华；创新之道，在于今之科技，既用其器，亦参照其道，反思己之医理，审问之，笃行之，深化之，普及之，于普及中认知人体及环境古今之异，以建成当代国医理论。欲达于斯境，或需百年欤？予恐西医既已醒悟，若加力吸收中医精粹，促中医西医深度结合，形成21世纪之新医学，届时"制高点"将在何方？国人于此转折之机，能不忧虑而奋力乎？

予所谓深研之原典，非指一二习见之书、千古权威之作；就医界整体言之，所传所承自应为医籍之全部。盖后世名医所著，乃其秉诸前人所述，总结终生行医用药经验所得，自当已成今世、后世之要籍。

盛世修典，信然。盖典籍得修，方可言传言承。虽前此50余载已启医籍整理、出版之役，惜旋即中辍。阅20载再兴整理、出版之潮，世所罕见之要籍千余部陆续问世，洋洋大观。

今复有"中医药古籍保护与利用能力建设"之工程，集九省市专家，历经五载，董理出版自唐迄清医籍，都400余种，凡中医之基础医理、伤寒、温病及各科诊治、医案医话、推拿本草，俱涵盖之。

噫！璐既知此，能不胜其悦乎？汇集刻印医籍，自古有之，然孰与今世之盛且精也！自今而后，中国医家及患者，得览斯典，当于前人益敬而畏之矣。中华民族之屡经灾难而益蕃，乃至未来之永续，端赖之也，自今以往岂可不后出转精乎？典籍既蜂出矣，余则有望于来者。

谨序。

第九届、十届全国人大常委会副委员长

许嘉璐

二〇一四年冬

王 序

中医学是中华民族在长期生产生活实践中，在与疾病作斗争中逐步形成并不断丰富发展的医学科学，是中国古代科学的瑰宝，为中华民族的繁衍昌盛作出了巨大贡献，对世界文明进步产生了积极影响。时至今日，中医学作为我国医学的特色和重要医药卫生资源，与西医学相互补充、相互促进、协调发展，共同担负着维护和促进人民健康的任务，已成为我国医药卫生事业的重要特征和显著优势。

中医药古籍在存世的中华古籍中占有相当重要的比重，不仅是中医学术传承数千年最为重要的知识载体，也是中医为中华民族繁衍昌盛发挥重要作用的历史见证。中医药典籍不仅承载着中医的学术经验，而且蕴含着中华民族优秀的思想文化，凝聚着中华民族的聪明智慧，是祖先留给我们的宝贵物质财富和精神财富。加强对中医药古籍的保护与利用，既是中医学发展的需要，也是传承中华文化的迫切要求，更是历史赋予我们的责任。

2010年，国家中医药管理局启动了中医药古籍保护与利用能力建设项目。这既是传承中医药的重要工程，也是弘扬优秀民族文化的重要举措，不仅能够全面推进中医药的有效继承和创新发展，为维护人民健康做出贡献，也能够彰显中华民族的璀璨文化，为实现中华民族伟大复兴的中国梦作出贡献。

相信这项工作一定能造福当今，嘉惠后世，福泽绵长。

国家卫生与计划生育委员会副主任
国家中医药管理局局长
中华中医药学会会长

王国强

二〇一四年十二月

马 序

新中国成立以来，党和国家高度重视中医药事业发展，重视古籍的保护、整理和研究工作。自 1958 年始，国务院先后成立了三届古籍整理出版规划小组，分别由齐燕铭、李一氓、匡亚明担任组长，主持制订了《整理和出版古籍十年规划（1962—1972）》《古籍整理出版规划（1982—1990）》《中国古籍整理出版十年规划和"八五"计划（1991—2000）》等，而第三次规划中医药古籍整理即纳入其中。1982 年 9 月，卫生部下发《1982—1990 年中医古籍整理出版规划》，1983 年 1 月，保证了中医古籍整理出版办公室正式成立，中医古籍整理出版规划的实施。2002 年 2 月，《国家古籍整理出版"十五"（2001—2005）重点规划》经新闻出版署和全国古籍整理出版规划领导小组批准，颁布实施。其后，又陆续制定了国家古籍整理出版"十一五"和"十二五"重点规划。国家财政多次立项支持中国中医科学院开展针对性中医药古籍抢救保护工作，文化部在中国中医科学院图书馆专门设立全国唯一的行业古籍保护中心，国家先后投入中医药古籍保护专项经费超过 3000 万元，影印抢救濒危珍、善、孤本中医古籍1640余种，开展了海外中医古籍目录调研和孤本回归工作。2010年，国家财政部、国家中医药管理局安排国家公共卫生专项资金，设立了"中医药古籍保护与利用能力建设项目"，这是继1982~1986年第一批、第二批重要中医药古籍整理之后的又一次大规模古籍整理工程，重点整理新中国成立后未曾出版的重要古籍，目标是形成并普及规范的通行本、传世本。

为保证项目的顺利实施，项目组特别成立了专家组，承担咨询和技术指导，以及古籍出版之前的审定工作。专家组中的许多成员虽逾古稀之年，但老骥伏枥，孜孜不倦，不仅对项目进行宏观指导和质量把关，更重要的是通过古籍整理，以老带新，言传身教，培养一批中医药古籍整理研究的后备人才，促进了中医药古籍保护和研究机构建设，全面提升了我国中医药古籍保护与利用能力。

作为项目组顾问之一，我深感中医药古籍保护、抢救与整理工作的重要性和紧迫性，也深知传承中医药古籍整理经验任重而道远。令人欣慰的是，在项目实施过程中，我看到了老中青三代的紧密衔接，看到了大家的坚持和努力，看到了年轻一代的成长。相信中医药古籍整理工作的将来会越来越好，中医药学的发展会越来越好。

欣喜之余，以是为序。

中国中医科学院研究员

马继兴

二〇一四年十二月

校注说明

薛辛，字将仕，号古愚，昆山县（今江苏省昆山市玉山镇）人，生卒年代未详，南宋末著名的妇科医家，《女科万金方》为其代表作。该书一卷，成书当不晚于咸淳元年（1265）。

薛氏因无子嗣，医术辗转传与郑公显，郑氏后代遂将《女科万金方》视为至宝，秘而不宣，代代传抄，从未付梓，如此绵延29代800余年。

本次整理所用底本为明崇祯二年（1629）抄本（简称"崇祯本"）；主校本采用苏州大学炳麟图书馆藏本（简称"苏大本"）；参校本选用南京中医药大学馆藏的郑元良、郑隆祚于康熙二十八（1689）的抄本《郑氏家传女科万金方》（简称"南中本"），以及上海中医药大学图书馆馆藏清代郑氏26世孙郑隆祚抄本《女科万金方》（简称"上中本"）。

具体校注方法如下：

1. 鉴于《女科万金方》版本珍贵，难以收集，几经周折，确定版本之后，校勘过程以对校为据，辅以本校、理校。

2. 原书为繁体竖排版，今一律改为简体横排，并进行标点。原指文字前后方位的名词，如"右""左"等，皆改为"上""下"。

3. 生僻字，一般采取拼音和直音相结合的方法标明读音。

4. 底本中难字、生僻字词、成语、典故等，予以注释。仅首见出注，重出者不注。成语、典故注明出处。

5. 底本中繁体字、异体字、俗写字径改为规范简体字，不出注。

6. 古今字和通假字，不改原文，出注说明；通假字出书证。

7. 原书引用他人论述，尤其是引用古代文献，多有节略改动，若文不害义，则不予校改，若校改均予说明。

8. 原书常以"——"为标记置于句首，为避免产生歧义，一律加以删除。

9. 由于引文多为意引，故引文前仅用冒号，不用引号。

10. 原文段落不清，或者篇幅较长影响阅读，今据文义适当划分，不出校记说明。

序

女科之书种种不一，且女科之病尤为紧要，呼吸之间，存亡系焉。女科①者，胎前、产后、临产之谓也，至于经候、劳伤、风寒、湿热之症皆为要紧。余于玉峰，游访数年，乃得此书，非易易也，此真女科夺命丹耳！谨藏于家，以备用焉。务要稽考详细，以用于人，投之必中。亦不可造次，为庸医所笑。

---

① 女科：原无，今据文义补。

又　序

妇人之病，有可治有不可治者，何也？因其性急善恶之殊也。如德性温良，举止端重，克[1]尽妇道者，必无危病，虽有之亦可治。若夫逆垢[2]险恶，自私自利，犯有七去[3]，助无一能者，虽扁鹊亦难治矣。故传此万金之方，以为子孙之用。其胎前、产后，自有诸方列后。此方乃宋末时薛古愚真传。

---

① 克：能。

② 逆垢（gòu 够）：上中本作“逆妬”，义长。

③ 七去：即七出。封建社会夫方废弃妻子的七项理由。《大戴礼记·本命》：“妇有七去：不顺父母，去；无子，去；淫，去；妒，去；有恶疾，去；多言，去；窃盗，去。”

目 录

万金方歌诀①

　　大凡女子，禀受偏执。若欲无②病，先戒性急。或为怒气，或为忧郁。忧郁生痰，痰因火至。恐至伤血，血因火至。怒气伤血，血伤失③色。或为疼痛，或为淋疾。淋有五种，或成五色。若欲无病，月水安正。月应乎天，水应乎地，一月而来，如期如信。怀妊育胎，坐草理顺。经行贵准，或参于前，或落于后。参前为热，落后为寒。热多清凉，寒多温助。血实血虚，或攻或补。有孕得④产，先保其胎，次调其疾。速治则可，延及产后，自招之祸。新产之后，先理恶露，后当补血；补血太早，恶不能除。恶心气喘，泄泻汗珠，此为四恶，扁鹊难医。若见一恶，亦病难起，小心医治，免死而已。十月怀妊，一朝坐草，瓜熟蒂落，戒勿求早。非理催逼，生成烦恼，致生危疾，医师难保。孕妇之脉，坚强最好，细而且微，命亦难保。新产之脉，沉迟微细；若遇洪大，病亦必倒。败血冲心，语言乱道，或叹或歌，佛名神号⑤，九死一生，何须祈祷。痰裹心窍，或悲或笑，病似冲心，治各神妙。冲心若颠，

---

① 万金方歌诀：原作"女科万金方歌诀"，据目录删"女科"二字。
② 无：原作"治"，据苏大本改。
③ 失：原作"火"，据苏大本、南中本、上中本改。
④ 得：苏大本作"待"，义长。
⑤ 佛名神号：言装神弄鬼。

终日昏耗①，裹心亦然，昏而不绝，冲心龙齿，炭醋熏导；裹心香附，姜汁奇妙。凡有痰者，必感风寒，麸面油腻，勿加于餐。病欲危困，先喻其难，若不预防，毁谤多端。医为仁术，取利惟宽，贫乏病人，施为汤丸。子痫子烦，子悬子淋，治各有条，必究遗篇。子悬上升，闷而胸满，投紫苏饮，又名八宝。其余三者，各有定方，愚方则希，用之则良。产后血风，百节疼痛，五积交加，投之必中。咳嗽伤风，痰涎鼻涕，金沸草散，功奇效异。一得身孕，月水自来，血有余也，名曰漏胎。腹中有块，血气之疾，或为癥癖，温血益气，削除其积；元气若虚，且从姑息。痰火之症，身躯瘦极，若施艾火，速死自逼。虚火之症，自汗骨蒸，参芪胡连，治之有精，神仙妙术，用无不灵。传子传孙，衣禄当存。论毕。

又传此方与瞿培杏，自增几句。

人之为医，各有一科。古书虽有，其术无穷。询之所居，玉峰人也。郑之亲婿，馆于长洲。屡施厚惠，才得其书。三吴之下，果然罕希。用之在熟，试之在验，屡有人求，誓决不授，今传于兄，宜珍宜藏。

---

① 耗（mào冒）：通"眊"，昏乱不明貌。《汉书·景帝记》："不事官职耗乱者，丞相以闻，请其罪。"颜师古注："耗，不明也，读与眊同。"

受胎总①论

东垣曰：经水断二三日，血海始尽，精胜其血，感者成男；四五日后，血脉已旺，精不胜血，感者成女。所藏之处，名曰子宫。宫有两歧，一绕于左，一连于右。精胜则阳为主，受气于左而成男；血胜则阴为主，受气于右而成女。

---

① 总：原无，据目录补。

转女为男法

怀妊三月，男女未定，形象可变。故今于未满月之前，取弓弦系妇人腰里或衣中，至百日方可去也。或取雄鸡尾上长毛三根，潜安妇人卧席下，勿令知之。或取夫之手足甲，潜安卧席下。如怀三月，要生男，以雄黄半两衣中带之。要生女，以雌黄带之。要知妇人生男，诊其左手沉实为男，右手浮大为女，左右手俱沉实猥①生二男，俱浮大猥生二女。尺脉左偏大为男，右偏大为女，左右俱大产二子，大者如突状。又左手尺中浮大者男，右手尺中沉细者女。若来而断绝者，月水不利也。

---

① 猥（wěi尾）：众，多。

产后调理法

初产之后，不问腰痛腹痛不痛，有病无病，以童便和酒饮半盏，不可便卧，须闭目少坐一刻方可扶上床。要仰卧不许侧卧，卧须竖股，厚铺茵褥①，密闭四风。滚煎苦草汤饮之，以净恶露乃止。要不时起坐，不可久卧，不可近地气。凡初产下，不问是男是女，先将醋磨墨三分服之，破凝结之血。然不可太酸之醋。产后三日内，令产妇常闻醋炭之气，或烧旧漆烟，或烧旧漆气，如此可免血逆、血迷、血晕之患。夏月宜房门外烧砖，以醋浇之。如此之后，须臾吃薄粥几盏，渐渐而食，不宜太饱，渐渐增加，粥不宜宿、不宜冷。设有不调，必留滞成疾。

才产妇不饮酒。盖产母脏腑方虚，如酒入腹，必致昏闷。七日后方可饮酒，亦不宜多。如未满月而好饮酒者，用黑豆一升，羌活一两，煎好，时饮少许，可避风邪、养血气、下恶露、行乳脉也。若产妇不饮食，可煮烂猪蹄或雌鸭汁，略用滋味作汁饮之，勿致过多。三月之后，可食面物，早食恐成痰疾。凡吃物过多，恐成积滞。如未满月，勿多语言，喜笑惊恐，忧惶哭泣，思虑大怒，强起

---

① 茵褥：坐卧的垫子。

碓①床，行动久坐，或作针线，用力工巧，恣食生冷、黏硬果菜、肥腻热毒之物，及冒风寒，当时不觉，日后有损，满月之后即成褥劳，手脚腰腿酸痛，骨髓冷痛，名医亦难调治。凡产后百日调理，方保无事，尤忌房劳。

---

① 碓（duì 对）：苏大本作"离"，义长。

诸经问答

问：妇人室女一生经闭不通，当服何药？

答曰：视其脉不足者，当补血；脉有余而气血相并者，服此。

当归　陈皮　甘草　乌药　香附　生地　桂枝

又有一生经闭不通者，乃名石圀，非药所治。

问：室女经闭成劳，用何药？

答曰：女犯此症与男子不同，阴阳和则病去矣。但此症十失八九，速与匹配，宜服补中益气汤。

问：寡妇、尼姑经闭者，何治？

答曰：比男子病十倍难治，况独阴无阳者乎。此等经闭因所欲不遂也，治之尤难。当服生血之药。

问：娼妇经闭，何以治之？

答曰：娼家无经闭之理，但因原气弱而被男子伤之致然。可服养血补血之药。

问：妇人室女经事过期者，何以治之？

答曰：此症有气血涩滞者，肚腰、胸膈疼，服四物汤加木香、红花、香附、陈皮、甘草。

问：经事不及期而来者，何治？

答曰：此症有血热者，服地黄汤以凉血，有气多伤血海者，服芎、归之剂。

问：经水将来而作痛者，何治？

答曰：此气涩滞，服七气散加芎、归之类，若过期而痛，则血虚也。

问：经水有紫红色，有黑色，何治？

答曰：紫黑有二：气血相并，腹痛者是也；有热而实者，肚不疼也。血虚者则淡红。三者皆宜服四物汤。

问：妇人月水淋沥不断者，何治？

答曰：此气多所致。胸膈饱满肚疼。淋沥日久，必服补宫汤。小腹痛，归附丸；不痛，内补汤。

问：经水老年不断者，何治？

答曰：经水不断者，必成淋，宜服补中益气汤、香附之药。戒性可救，否则难治。

问：妇人淋与带者，何治？

答曰：淋者，肾虚而膀胱热也。肾虚则便数，膀胱热则便涩。其状小便疼痛，涩数淋漓，故治①之淋。多变为白浊、白带、赤带、血淋，宜服艾煎丸。

问：淋病腹痛，何治？

答曰：宜用香附醋煮为末，食前温酒调服二钱。

问：妇人暴崩不止者，何治？

答曰：阴阳相搏谓之崩，乃血不能归经，故下不止。亦系刚阳触动其柔阴，乃随其气热而妄漏下也。如身热肚

————

① 治：苏大本、南中本作"谓"，义长。

不痛血崩者，必服凉血地黄补宫汤，八物汤加黄芩、黄连。

问：血崩小腹痛者，何治？

答曰：年少血崩，小腹痛，方崩服四物汤；年老血崩①，实痛、空痛，服千金大补汤。

问：妇人血水准而不受胎者，何故？

答曰：有气多而不受，有痰多而不受，审疾施治。若经水不调而无子者，宜服紫金丸。

禹余粮六两　　附子三两　　白芍药　　赤石脂　　熟地　　川芎各二②两　　白龙骨二两　　肉桂五钱

上为细末，酒糊丸。食前温酒服四五十丸。

---

① 崩：原脱，据苏大本、南中本补。
② 二：苏大本作"三"。

调经十五论

一、凡妇人女子血气不和，饮食少进，肚腹膨胀，呕吐恶心，服和气饮。

厚朴 香附各五钱 白术 枳壳 黄芩各四钱 小茴香 陈皮 藿香 甘草 玄胡索各三钱 砂仁 草果各二钱

上为末，空心米汤或酒调服一钱。

二、凡女子十五六岁时，经脉①不通，日夜乍生寒热，手足麻痹，饮食少进，头痛，恶心呕吐，肚②中忽结一块冲痛，此误食生冷伤感，可服四物调经汤。

香附 川芎 当归 白芍 熟地 柴胡 陈皮 三棱 小茴香 莪术 白芷 黄芩 青皮 砂仁 肉桂 甘草各二钱五分

为四帖，每帖用姜三片，葱三枝，红花三分，水二钟，煎一钟，空心热服。

三、凡室女十七八岁时，经脉不通，或阻百日或半年，颜色有异，饮食少进，寒热往来，四肢困倦，头疼目眩，腹疼，恶心烦热，呕吐腹胀，此脾胃血虚气③弱，误

---

① 经脉：原倒，据苏大本乙正。
② 肚：原脱，据苏大本补。
③ 气：原脱，据苏大本补。

食生冷，急宜补气①血、扶脾胃、调经水，先服逍遥散。

麦门冬二钱五分②　当归四钱③　白芍四钱　柴胡四钱
黄芩　川芎　熟地各三钱　半夏二钱五分　甘草一钱五分

分四帖，每帖姜三片，水二钟，煎八分，空心服。呕吐，加白术、砂仁、香附各三钱；咳嗽气急，加五味子、苏叶、桔梗各二钱。

次服八物汤。

人参　白茯苓　当归　白芍　小茴香　熟地各三钱
白术　川芎各四钱　甘草　柴胡　香附各一钱

分六服，每服姜三片，煎服同前。腹痛，加枳壳、干漆、玄胡索各三钱；呕吐恶心，加良姜、砂仁各二钱；手足麻痹恶寒，加肉桂一钱五分。

后服调经丸。

香附二钱　小茴香　熟地　枳壳　川芎　白术各一两五钱　陈皮　白芷　玄胡索　牛膝　三棱④　蓬术　粉草各五钱

上为末，用糯米醋糊为丸。空心米汤或酒下六七十丸。

四、凡妇人二十岁嫁去后，但遇经脉⑤动，浑身痛，

———————————————

① 气：原脱，据上中本补。
② 二钱五分：苏大本作"二两"。
③ 四钱：苏大本作"一两"。
④ 三棱：此下原衍"三棱"二字，据苏大本删。
⑤ 脉：上大本无。

手足麻痹，或生寒热，头疼，目眩，此因触经之故，可服乌金散以和气血。

厚朴　羌活　独活各二钱　陈皮　白芷　白茯苓各一钱五分　桔梗　苍术各一钱　当归　枳壳　半夏各一钱五分　白芍药　官桂　麻黄各一钱二分　牛膝九分　甘草八分

分作三贴，每帖用姜三片，葱三枝。空心热服。咳嗽加杏仁。

五、凡妇人二十二岁，经水不调，赤白带下，或似煤汁，或成片下，此血气虚弱，致生潮热，咳嗽，饮食少进，四肢无力，日久变生骨热，则成瘵疾，急服调经和气散，虚弱可服八物汤、大温经汤。

当归　香附　鹿茸盐、酒炒　人参　川芎　熟地　白术　白茯苓　茱萸　橘红　小茴香　玄胡索各三①钱　白芍药四钱　沉香五钱②，磨好，临服加入　甘草一钱

分七帖，姜三片。汗出不止，加酸枣仁、杏仁、黄芪各二钱；潮热，加柴胡三钱；咳嗽，加杏仁、五味子、半夏、桔梗各二钱。

六、凡妇人二十三四岁，心腹胀满，气凑上膈，不思饮食，肚内结成③一块如覆杯，此经后潮热，误食生冷过多，必成大疾，可进加味四物六君子汤④。

---

① 三：苏大本作"二"。
② 钱：苏大本作"分"。
③ 结成：原作"经作"，据苏大本改。
④ 加味四物六君子汤：原作"六君子汤，四君子汤"，据上中本改。

陈皮　半夏　白茯苓　枳实　川芎　赤芍药　苏叶 槟榔　桔梗　白术　当归　香附　厚朴各四钱　甘草一钱五分　砂仁　黄连各三钱　前胡二钱

分八帖，姜三片。咳嗽，加杏仁、五味子各二钱；口干潮热，加竹沥，姜汁半钟煎服。

七、凡妇人二十五六岁，血海①虚冷，经脉不调，或作痛，或下白带如血②脑髓，或似米泔，不分信期，每来淋沥不止，而色萎黄者，四肢无力，头昏目眩，此血气俱虚，宜服四物补经汤。

当归　白术　香附　川芎　熟地　黄芪　陈皮　白茯苓各三钱　人参　阿胶　沉香另磨　小茴香　茱萸各二钱 粉草一钱

分八帖，姜三片。兼乌鸡丸调理。

白芍药　熟地　厚朴　香附各三③两　人参　砂仁各一两　甘草三钱　海金沙四两　川芎三④两

上药为末⑤，用乌骨鸡一只，闷死⑥，去毛、肚杂、头足。用身子装入前药，于铜锅内好酒五碗，水二碗，文武火煮，待干取去骨，晒干为末，粳米粉酒糊丸。空心米汤

---

① 血海：原作"血气"，据苏大本、上中本改。
② 血：上中本作"鱼"，义长。
③ 三：苏大本作"二"。
④ 三：苏大本作"二"。
⑤ 为末：原脱，据苏大本补。
⑥ 闷死：原脱，据苏大本补。

或酒下九十丸。

八、凡妇人二十七八岁，身体一向虚败，经水不时淋沥不止，或有成片，或似黑水，面色青黄，头眩眼花，四肢困倦。只宜调补，不然则成血崩，宜服止①经汤、四物汤。

当归　白芍药　熟地　川芎　香附各四钱　阿胶　黄芩　蒲黄　白术　侧柏叶盐、酒炒。各三钱　砂仁　甘草各一钱

分四帖。咳嗽，加五味子、杏仁；泄泻，加肉桂、草果、粟壳各二钱；气急，加半夏、味子各二钱；肚痛，加枳壳、玄胡索、干漆各三钱。更服四物补经汤四帖。

九、凡妇人三十二三岁，连年生育，败血过虚，以致经水不匀，或一月，或四十日，或二月，不时肚痛，败血结成块，饮食少进，困倦，潮热往来，恶心烦躁，此血虚脾胃弱。盛热，紧调治之，免成内伤瘵疾，可服红花当归散七八帖。

柴胡　陈皮各三钱　当归六钱　川芎　赤芍药　熟地各五钱　小茴香　枳壳　三棱　干漆各二钱　玄胡索　厚朴　香附　黄芩　白术　红花各三②钱　甘草一钱五分

分八帖，更服加味八物汤七八帖。遍身疼，加羌活三钱；泄泻，加肉蔻、粟壳各二钱；咳嗽，加杏仁、五味、桔

---

① 止：原作"正"，据苏大本、南中本改。
② 二：苏大本作"二"。

梗、苏叶各三钱，气急亦然。

十、凡妇人三十四五岁，气血脾胃俱虚，或因当风坐卧，腠理空虚[1]，外邪带入，遍身麻痹不能转侧，肺经受气，咳嗽痰盛，宜服三棱交加散。

羌活五钱　当归　川芎　独活　白芷　厚朴　苍术　防风　陈皮　枳壳　半夏　麻黄各四钱　防己　桔梗　白茯苓各二钱　桂枝二钱　甘草一钱五分

分作五帖，姜三片，葱白五茎，不拘时服。不能行动，将一服去柴胡，加姜汁三五匙，兼用八物汤。

十一、凡妇人三十六七岁，经行太过，血气虚甚，胃气不足，宜调气养血养脾，可服八珍汤。

当归　白术各四钱　人参二钱五分　白茯苓　川芎　熟地　白芍药各三钱　香附二钱　甘草二钱

分四服，姜三片。腹痛，加玄胡索、干漆各三钱；潮热，加黄芩、柴胡各三钱。兼乌鸡丸调理。

十二、凡妇人三十八九岁，经水断绝，肚中作块痛，眼花头昏，饮食少进，乃禀气虚弱，以致经断太早，肚中余血未散，不时攻痛。宜用当归，散血[2]和气方除疾病，蓬术散宜服之。

香附　当归　赤芍药　熟地　玄胡索　蓬术[3]　白术

---

① 虚：原脱，据苏大本补。
② 血：原在“和气”下，据苏大本乙正。
③ 蓬术：原无，据苏大本补。

枳壳　黄芩　青皮各一两五钱　三棱　川芎　砂仁　干漆各一两　红花五钱　甘草五钱

上为末，空心酒调下三钱，米汤亦可。

十三、凡妇人四十二三岁，经水断绝，五十岁外复至，其经水不期，常淋沥，或成片，或漏下不止，乃阴阳相反，气血妄行，此最难治，宜服和经汤。

白芍药二两二①钱　当归　熟地　白茯苓　香附　黄芩　白术各一两　川芎　酸枣仁　蒲黄　白芷各九钱　阿胶　橘红各八钱　甘草一钱　小茴香一钱

每帖一两，姜三片。兼四物补气②汤、乌鸡丸并服。

十四、凡妇人经候不调，诸般疾病，一味立效。

香附不拘斤两③，分作四分。一分盐水浸煮焙干；一分童便浸煮焙干；一分与山栀四两同炒，去山栀；一分醋浸煮焙干。共为末，醋糊丸如桐子大④。空心服，醋汤、盐汤、米饮、酒皆可，下五六十丸。

十五、凡妇女月经久闭，血从口鼻出者，先将好南星浸滚水一小盏服之，其血立止，用归须三钱，煎服则通。

---

① 二：苏大本作"五"。
② 气：苏大本、南中本作"经"。
③ 不拘斤两：苏大本作"一斤"。
④ 如桐子大：原脱，据苏大本、南中本补。

十月胎形论①

初月胎形

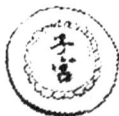

诗曰：初月胎形如珠露，未入宫罗②在裈户③，犹如秉烛在风中，风紧之时留不住。刘五妹云：初月受胎，一点精华，如草上珠露凝，未有宫罗，在裈户之所。郑玄庄云：裈户是系裈之处，未入腹内，其形或散或聚，如在月信报之。

罩胎散诀：如本妇禀气薄及病后受者，须用此方。他或只是气不和通，用安胎和气散。专为调理怀胎一月满足，少妇害羞时，医家不识，误作阻经。此胎常有头晕、恶心、不思饮食，六脉浮紧，可进此药。

当归　白芍药各三钱　枳壳四钱　砂仁　川芎各二钱
甘草六分

上锉散，分作二大服。每服水一钟半，煎七分，空心热服。渣再煎为末，分六服。

---

① 十月胎形论：原作"十月受胎图诀"，据目录改。
② 宫罗：子宫。
③ 裈（kūn昆）户：同"裈户"。本指裤裆贴近阴部的部分。此喻女子刚刚受孕，孕卵着床表浅。

二月胎形

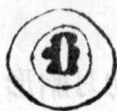

诗曰：二月胎形牝极中，如花初绽蕊珠宫①，分枝未入②宫罗内，气受阴阳血脉同。

二月胎形似花。崔氏云：其受胎一月将足，以受血阴，形似桃花，分枝叶在母牝极中。郑玄庄云：牝极者，阴户里六寸是也。其胎入腹，未入衣裹。

安胎和气饮凡有惯堕胎者，一月间须进两服，保过五个月则不用也。 专治胎前二三个月，多有人家挑砖换石、移床铺席，伤触胎气，以致不安。虚弱之人，多有此症。头晕眼花，恶心呕吐，不思饮食，宜进此药。

桔梗 藿香 陈皮 苍术 砂仁 黄芩 益智仁各二钱 旧枳壳三钱 厚朴 甘草 苏叶各一钱 小茴香炒，一钱五分

分三服，每服用白水钟半，煎七分，空心热服，渣再煎。

---

① 宫：苏大本作"红"。义长。
② 入：原作"有"，据苏大本、南中本改。

三月胎形

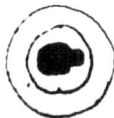

诗曰：三月胎形似血凝，有宫无室味无真，娘思食味千般爱，苦辣酸盐并纳成。

三月胎形似蚕茧①。崔氏云：其月胎形渐渐长如蚕茧，一头大一头小，形渐渐欲圆，未入宫罗。刘五妹云：已至脐下，渐渐有裹其形，薄薄包之。此三月胎形，与二月俱同证。

症不问②虚弱，胎气不和，恶心呕吐，或触动胎气，兼秋天气寒热相染，照前次第加减用之。

有疟疾，加青皮、草果各二钱，不可用常山；有咳嗽，加杏仁、五味子各二钱；有潮热不退，加黄芩、柴胡各三钱；有气喘气急者，加沉香五分另磨和药服之。

四月胎形

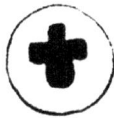

诗曰：四月胎形分四肢，入宫胎稳始成儿，食忌兔獐

---

① 三月胎形似蚕茧：原在"诗曰"前，据苏大本移于此。
② 症不问：原作"一同"，据苏大本改。

并毒物，免教胎内受邪亏。

此月已入宫罗之室。崔氏云：衣裹渐至丹田之所。食忌兔獐毒物，蒜韭有涎之菜。郑氏云：诸毒物食之伤胎气也。

活胎和气散　此方专治胎前四五个月，身体困倦，气急发热，饮食无味，贪睡头晕，四肢疲软，宜服此药。

紫苏叶四钱五分①　甘草九钱②　小茴香一钱五分③　枳壳四钱　厚朴　香附子各三④钱　苍术　陈皮去白。各二钱　砂仁二钱

上锉散，分三服。每服用水钟半，煎七分，空心服。又：苏叶一钱，甘草九分，苍术二钱，陈皮去白，二钱，分三服，水钟半。

五月胎形

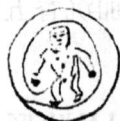

诗曰：五月男女分定时，前人说与后人知，五更在娘脐下转，男左女右定无疑。

---

① 四钱五分：苏大本作"一钱"。
② 九钱：苏大本作"五分"。
③ 一钱五分：苏大本作"一钱"。
④ 三：苏大本作"二"。

五月胎形诀法①。此月胎形男女分定。周寄云：令母前来，使人唤之，左回头是男，右回头是女。男思酸味，女思淡味。入室之内，其胎安稳。

瘦胎散 此方专治胎前五六个月，胎妊困弱，令胎母腹重，贪睡，饮食不知气味，肚中膨胀，胎有些动。此药可进二三服，养聚胎气精神。

当归二②钱　白芍药　益母草各四钱　枳壳四钱　砂仁香附子各三钱　甘草一③钱　茯苓五钱　小茴香二钱五分

分三服，每服水钟半，煎七分，空心服。

六月胎形

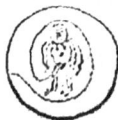

诗曰：六月胎形生发毛，却在腹中渐渐高，饮食不同三二月，主娘愁闷又心嘈。

六月胎形发长毛生。崔氏云：男魂降动于左，女魂降动于右，故在母腹中渐渐浮动，如鱼饮水一般。

瘦胎散 此方专治在前五月内。今六个月调理胎妇，有瘦弱者，多可服此药一服，护其胎。母身旺若临产之时，血脉自然调和易生，更无忧患。若壮健之妇，休服其药，胎孕安稳，临分之时自然清爽。

七月胎形

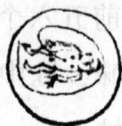

诗曰：七月胎形渐完成，七精开窍有分明，七三二百有余日，若有胎生亦成人。

七精者，眼有光，鼻有气，耳有闻，口知味，各道俱全。吕搏《难经》云：七月已定，亦有降生者成人，所以胎母行路艰难也。

知母补胎饮　此药调理胎前七八个月，胎重①如石，行步艰难，脾胃虚弱，时有气急冲心，胸前胀满，咳嗽。误食热毒②，所以胎气不安，名曰子悬症。

知母　苏叶各二③钱　枳壳四钱　益母草　黄芩　滑石各五钱　白芍药二钱　甘草　香附各五钱

上用白水钟半，煎七分，空心温服，渣再煎。

七月胎形心觉邪，男向左手动些些，女向右手时时动，行步艰难母嗟嗟。此月已定，亦有降生者成人，故行步艰难。服前药又兼食热物，昏倒时，人误作中风。不知此乃胎受邪热不安，乃儿冲心，名子悬。

---

① 重：原作"动"，据苏大本改。
② 毒：苏大本作"物"。
③ 二：苏大本作"一"。

八月胎形

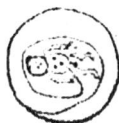

诗曰：八月胎形始见真，孩儿腹内有精神，娘眠思食吞难下，困苦忧愁耽闷行。

此月主孕母心烦闷燥，思食不止。刘五妹云：食美味如食糠皮，令母困弱。胎气伤，脾胃不和，可用此药。

和气平胃散　此药专治妇人胎前八九个月，胎儿长发，以致胎母脾胃虚弱而不调，和湿热相攻，五脏六腑不和，或变痢疾杂患之病。此药安胎和气，服之即有效验。

厚朴　黄连　猪苓　泽泻　地榆各五钱　苍术三①钱

升麻　豆蔻各一钱五分　白芍药三钱　陈皮四钱　柴胡一钱五分　甘草一钱

分三服，每服用水钟半，煎七分，空心温服。

九月胎形

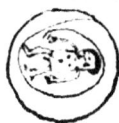

诗曰：九月胎胀重如山，母胎欲产得周全，一夜一升

---

① 三：苏大本作"一"。

三合血，古人曾见不虚言。

　　凡妇人怀妊到此月数，主胎娠时在母左右胁下大动，胎母知之忧闷不已，懒进饮食，心下耽惊，不得舒畅，若患疾苦。急服如圣散。

　　保生如圣散　此方专治妇人九个月，胎欲产期，忽然肚痛，先行其水，婴儿不降。为因胎前误食热毒之物，伤胎不顺，儿不降生，宜服此药。

　　益母草二①两　砂仁二钱　陈皮一钱　益智仁三钱，去皮
当归四钱，弱者多用②　大枳壳一两　甘草六③分　白芍药四钱

　　分三服，每服水二碗，煎一碗。不④拘时温服。

十月胎形

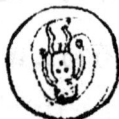

　　诗曰：十月满足欲生胎，四肢皠缝骨节开，产下要紧加防慎，莫令儿下客吹风。

　　此月胎形满足，四肢开绽，方许降生。刘五妹云：方才降生，莫令儿落地上，恐贼风吹之。崔氏云：初生婴儿切宜好生包裹，务宜慎之！

----

①　二：苏大本作"一"。
②　四钱弱者多用：苏大本作"二钱"。
③　六：苏大本作"五"。
④　不：原作"水"，据苏大本改。

催生神圣散

车前子一两　冬葵子三钱　白芷三钱　旧枳壳三钱

用水煎，不拘时温服。

怀妊十月足者，无胀痛亦可服。连日未产者，加牛膝二钱；痛而急坠，则入大腹皮八钱；欲产不产而无痛阵者，血虚，则加白芍药、川芎、川归尾、红花各一钱。

又一方：单用黄葵子捣烂，用红酒调服即产。

凡难产者，三日不下，宜服破血行经之药。俱无效，余制一方：以车前子为君，冬葵子为佐，枳壳为使。已服午产一男，众医皆以为奇。余曰：本草为催生，以此为君。《国风》诗采莩苢①以防难产，何不悟也？遂名催生神圣散。

活水无忧散　此药专治十月已满，或因恣情内伤，或因患潮热之疾，又兼胎前多食热毒之物，瘀血相搏，七情怒气所伤，临产有横逆之厄②，辄使稳婆取时触死胎儿在腹，不能医治③。今备妙方，防此之祸，济急，不可轻传。但服一二帖，加乌金散服之，其效如神。

益母草二两④　急性子即金凤子　当归各四钱　陈枳壳一两　生地黄　白芍药　苏叶各二钱　甘草八分　肉桂　川芎　陈艾各一钱　生鲤鱼一个

上锉散，分作二服，每服用水三碗，煎至二碗。临服

---

① 莩苢（fúyǐ伏乙）：亦作"茉苢"，车前草。
② 临产有横逆之厄：原作"临产横逆怆忙不谨"，据苏大本改。
③ 医治：苏大本作"得出"。义长。
④ 二两：苏大本下有"秦艽一两"四字。

之时加入好醋一匙。每一碗和调乌金丸一丸。如其死胎不落，急取无根水①煎药，渣连服二服。救其性命，奥妙不可轻传，亦天地间之大方便也。

乌金丸秘诀

阿胶十八遇真仙，净洁龙衣只一联，谷麦生芽三才位，染坊败笔数根坚，五月五日收熟艾，均等须教分两全，择日诚心合此药，免令少妇入黄泉。

阿胶四两，炒　熟艾　谷麦芽日晒干，各二两　龙衣即蛇蜕之壳，要全者一条，又要蛇头下山者妙　败笔即苏木，二两

凡修炼，专择天月二德②、天医生气③日，吉日凝神定虑，洒扫净室。画太极图分两仪，定九宫而生八卦。所忌妇人、鸡犬、人声喊音。要至夜间寂静，斋戒至诚。先令净口净心净身净天地，神咒毕，发火炼药。口念天精精地精精，精精灵灵，左朝北斗，右朝北辰，人逢此药，各保安宁，急急如律令。炼成了包收。候五月五日，取五家角黍④煎炼，同捣前药均匀为丸如梧桐子大。持献药王药师，传教药神位前。嘱此金乌丸，但有妇人产前、产后、催生、护产，无不应验如神。

女科万金方

二六

---

①　无根水：雨水。

②　天月二德：相命术语。谓地支吉星内有天德、月德二星，天德化煞，月德化凶，均为吉星。天德、月德坐本命，贵受椒房之宠。

③　天医生气：风水学术语。乃八宅风水的两大吉位。在诸多的吉位中生气位是最旺的；天医位主稳定成长之财运。

④　角黍：粽子。

胎前①问答

问：胎前不语，何治？

答曰：声出于肺。不语者，多因痰气闭于心窍也。亦有哑胎，不宜服药。

问：胎前伤风者，何治？

答曰：宜用葱头浓煎，发散仍服紫苏饮见后。安胎治外感者，须先问伤食否？若伤食，急理脾胃，或服②养脾汤见后。

问：胎前霍乱吐泻者，何治？

答曰：阴阳之气相感热湿之气，唯饮食过度，触冒风冷，使阴阳不和，致清浊相干，肠胃虚者，故霍乱也。如壮热或心腹痛，则风邪入于肠胃，乃吐泻并发，甚则至于伤胎。宜用人参散。

人参　厚朴　橘红　当归　干姜　甘草

每服四钱，枣一枚，煎八分服。

又木瓜散：治霍乱转筋肚痛。

木瓜　吴茱萸汤泡七次，一两五钱　生姜一两

问：胎前大小便燥结，何治？

答曰：脏腑气实而生寒热，寒热随停之处即成病也。

---

① 胎前：原下有"三十三"三字，据目录删。

② 服：原无，据苏大本补。

若干大肠则大便秘结，干小肠则小肠秘结，宜服八正散。

扁豆　甘草　车前子　大黄　滑石　木通　山栀仁
神曲　瞿麦

每服四钱，加灯心二十茎，空心服。

问：胎前咳嗽者，何治？

答曰：五脏六腑皆受气于肺。咳嗽，感于寒也，秋则肺受之，冬则肾受之，春肝、夏心受之。其诸咳嗽不已则伤胎，宜用人参清肺汤。

白芍　赤芍　知母　桔梗　白术　人参　当归　柴胡
川芎　黄芪　连翘　薄荷　滑石　地骨皮　山栀仁

鸡苏散：治咳嗽痰血。

阿胶　甘草　桔梗　生地　黄芪　麦冬　贝母　薄荷
茅根

加姜五片，煎服。

问：胎前鼻衄者，何治？

答曰：由伤动血气所致也。凡血气调和则循环①表里，经络涩则不散。若劳伤损动，因而生热，气逆流入于鼻则衄。此症多致堕胎。产后衄者不治。

瓜蒌仁　桔梗　黄芪　生地　白芍药　当归　阿胶
赤茯苓

问：胎前疟者，何治？

---

① 环：原作"理"，据苏大本改。

答曰：草果饮。

半夏　草果　甘草　乌梅　苍术　厚朴　陈皮　姜
五片

煎八分，温服。

问：胎前痢者，何治？

答曰：胎前痢疾，产后必死。急以养脏汤见后去粟壳
治之。脉沉细，生；洪大，死。

问：胎前四肢浮肿及腹大者，何治？

答曰：因产重虚，血水散入四肢，遂致肿胀，手足面
目皆浮，大便秘涩。必利小便为上，须用紫苏饮。

问：胎前眩晕者，何治？

答曰：有痰有虚，随症治之。宜补中益气汤。痰晕加贝
母、竹沥，虚则十全大补汤，有痰加二陈汤、黄芩、黄连。

姜五片，煎服。

问：胎前内伤，瘀血作痛，病既不可服活血之药，治
之何如？

答曰：只是安胎药，以芎、归为君。

又曰：若不急为活血，其痛安得而去？

答曰：但宜缓缓而已。

问：胎前手足麻木者，何治？

答曰：血少所致。宜养血安胎，用八物汤见后。

问：胎前耳忽聋、眼忽盲者，何治？

答曰：暴怒所致。用大补汤、连柏知母饮。气不足

者，只是安胎饮见后。

问：胎前咳嗽吐血者，何治？

答曰：诸血皆可治，惟血赤及声哑者不治。

知母茯苓散：治嗽血。

知母　五味　茯苓　半夏　甘草　柴胡　人参　白术
薄荷　门冬　桔梗　川芎　阿胶　黄芩　款冬花

每帖一两，姜五片，煎服。

又扁豆散：治嗽血。

扁豆　生姜五钱　半夏　枇杷叶　人参　白术

胎前不宜。

问：胎前下血者，何治？

答曰：劳后喜怒不节，饮食生冷，触冒邪气风寒，遂
致动胎乃下血。用安胎饮见后。

问：胎妇血伤者，何治？

答曰：将产之时，从高跌伤，以致血下胎动，遂上①
抢心胸，气绝不省。其母面赤舌青，口无沫出者，儿死母
活；唇口俱青，沫出者，子母俱死；面青舌赤，母死子
活。患此者，宜安胎。

问：有胎与无胎，何验？

答曰：六脉浮大而身不热者，有胎也；反是者，无
胎。左手大为男，右手大为女。六脉洪大者，准胎也。

---

① 遂上：原无，据苏大本补。

问：妇人腹中鬼胎者，何验？

答曰：视其脉沉细，腹痛，腹中虽有形而不动，一如抱瓮之状。其脉乍大乍小、乍有乍无，浮沉不一者是。宜补气活血汤。

问：妊娠欲产未产，何治？

答曰：此气逆也。当顺其气，自然安妥。用来苏饮，见后胎前。

问：妊娠未产，乳汁先至者何？

答曰：此名儿泣，不宜服药。生子多不能育。

问：临产因为忤动所伤者，何治？

答曰：此必死者，十无一生。宜增损四物汤。

川芎　赤芍　陈皮　香附　苏木

问：胎死腹中，如何辨之？

答曰：小腹作痛如冷，寒热、面黑者，子死也。用官桂一钱，麝五分，各研末，温酒调下。

问：妊娠难产，累日不下者，何治？

答曰：催生神应散。

问：胎上逼心者，何治？

答曰：妊妇将养得所，则血气调和而安产易，若①血气乖戾②，则儿恣动而难产。子上逼于心，产时则闷绝，胎下乃醒，甚者死。用来苏饮见后。

---

① 若：原无，据苏大本补。
② 戾：原作"理"，据苏大本改。

问：妊娠心腹痛，何治？

答曰：或由冷积，或新触风寒，由脏虚而然。邪正相搏而并于气，随气上下，上冲于心则心痛，下攻于腹则腹痛，必致动胎，甚则伤堕也。

问：产未下，胞水先尽者，何治？

答曰：无忧散见后。

问：横产者，何治？

答曰：横产者，儿未下，先露其手或臂。自此产母未尝用力逼，遂致自横而不能生下，不幸而有此症。令产母仰卧，令看生之妇渐渐推儿身仰上，以中指抵其臂上去，候其身转门路，催生散煎一盏与吃，方可用力，令儿下生。看生妇人不用轻托非人。

问：倒生者，何谓？

答曰：因其母胎气不足，用力太早，令儿不顺生而直下，先露其足也。当令产母仰卧，不可用力、惊恐，候儿自顺。若经久不生，令稳婆轻手扶上，纳入阴户，推其足上，渐渐顺下，待儿身转门路，即煎催生散与服，使其生下。须要看生之妇手段高妙，不然恐伤其母也。

问：偏生者，何谓？

答曰：儿因回转其身未顺，生路未正，被产母用力一逼①，遂令儿头偏住，虽近门路，不能生下。当令仰卧，令

---

① 逼：苏大本作"送"。

看生者①轻推儿上，以手正其头，乃令产母用力下生为得。

问：冻产为何？

答曰：三冬天寒，产母血凝而不散，致儿不能生下。宜闭户暖火，以棉衣裹产母，血和则生。若春秋月而犯寒气，亦当设火以暖之。

问：盘肠生者，何治？

答曰：临产则肠先出，然后产子②。产过则缓缓收入。设其肠不收，以醋半盏、新汲水七分，三喷妇面方收也。一法以蓖麻子十四粒，研膏贴母头顶中心，其肠即上收，即拭去。

问：临产胎死腹中者，何治？

答曰：因产母患潮热经旬，脏腑热极，熏其胎，又食热毒之物，或交感伤胎，故子死于腹中。用活水无忧催生散方载十月胎形中。

问：胎衣不下，何治？

答曰：积血攻入衣中，黏滞不能堕落。用破血红花散。

红花③　归尾　赤芍　枳壳　肉桂　甘草　人参各五分
威灵仙七分

姜三片，煎热服。不下再煎服。

---

① 者：原作"着"，据苏大本改。
② 子：原无，据苏大本补。
③ 红花：原无，据南中本补。

产后①问答

产后禁用黄连，切记之。

问：阴脱者，何治？

答曰：气血俱虚，不能收敛也。用八物汤。

升麻　人参　当归　生地　麦冬　白术

每服加糯米一撮。

问：产后玉门不敛者，何治？

答曰：气虚不足也。宜补中益气汤倍加升麻，又八物汤加升麻。

问：产后不语者，何治？

答曰：心有七窍七毫，产后虚弱，多致停积败血，闭于心窍。心通于舌，心气闭塞②则舌亦强矣。宜服七珍散见后。

问：产后三四日或③半月间，忽狂言乱语，妄见鬼神者，何治？

答曰：气血④虚弱，脏腑无气，所以致此。时医误作风晕，误矣。用加味乌金散。

---

① 产后：原下有"三十六"三字，据目录删。
② 塞：原作"涩"，据苏大本改。
③ 或：原无，据苏大本补。
④ 气血：原无，据苏大本补。

半夏　辰砂另研　熟地　羌活　防风各三钱　当归　茯

苓　远志　川芎　白芷　陈皮各一钱五　白术　赤芍　香附

人参　门冬　牛膝　花粉　甘草　酸枣仁各一钱

分二剂，姜三片，葱三根，金银器内煎。

问：产后咳嗽者，何治？

答曰：有痰则旋覆花汤。

问：产后发汗，口干作渴，唇裂生疮者，何治？

答曰：胎前因食姜、蒜、胡椒热物过多，血热积于脾

胃，气攻上焦故也。宜逍遥散。

当归　白芍　干葛各二钱　生地　川芎　黄芩各一钱五

人参　麦冬各九分　柴胡一钱　乌梅肉三个

分二帖，水煎。

问：产后发寒热作痛，何治？

答曰：败血虚弱，令冒风寒，四肢酸痛，头昏目眩。

莫作时疟。治用加减乌金散。

厚朴　柴胡　黄芩　麻黄各二钱　陈皮　当归　川芎

桔梗　茯苓　白芍　熟地各一钱五　羌活　草果　半夏各一

钱　甘草九分

分二剂，姜三片，葱三根，不拘时服。

有汗多，川芎、当归、桂枝、白芍、熟地。

有胀多，厚朴、陈皮。

热多，柴胡、黄芩。

寒多，苍术、草果、桂枝。

痰多，半夏、桔梗、茯苓。

头疼，川芎、白芷、羌活。

问：产后遍身浮肿，气急潮热者，何治？

答曰：脾胃虚弱，气血衰败，脉浮大而下药；兼泄泻、气急、脉小者难治。用加味八物汤。

人参　白茯　小茴　熟地各二钱　白术　川芎　当归　白芍　香附　甘草　黄芩　柴胡各一钱

分六服，姜三片，空心下。

问：产后言语颠倒错乱者，何治？

答曰：血耗而散不足，气虚坐卧不安，风邪之症。服四物补心汤。

当归　川芎　生地　白芍　茯神　半夏　桔梗　白术各五钱　陈皮二钱　甘草三钱

分六帖，姜煎，空心服。

问：产后小便涩者，何？

答曰：血热积于小腹滞结，又误服热药，要成淋症。急宜治之，服滑石通关散。

滑石四钱　赤茯　泽泻　木通各一钱五　黄芩　白术　车前子　瞿麦　山栀仁各二钱　灯心一束

分四帖，空心服。

问：产后中风不语者，何治？

答曰：因失调理，赤足下床踏于冷地，故伤风，以致血气虚，月内又遇房事，或当风取凉洗浴，外邪伤触。宜服乌金散。

半夏五钱　川芎　麻黄　防风　白芍　防己　当归
杏仁　羌活　桂枝　枳实　茯苓　人参各一钱五　僵①蚕
血竭各二钱

分四剂，姜三片，金银器内煎，仍调苏合丸一分②入
药内。如灌药不能者，面色青黑口出沫者，死。

问：产后取重物伤，膀胱堕落出外不收者，何治？

答曰：产后劳伤，用力太过，又伤脏血，气弱血冷，
因而不收。三五个月或半年不能还复者，服收敛散。

升麻　熟地　白术　枳壳各三钱　沉香另磨　人参另煎
陈皮各三钱　肉桂　茱萸　甘草各一钱

分四帖，煎热服。夜睡不安，将脐下四寸半灸七壮，
立效。

问：产后忽然心气痛不可忍者，何治？

答曰：产后胃气虚弱，心经血虚，胃气相攻，气血不
顺，又因七情所伤，诸气不和故也。宜服守拈散。

枳壳　玄胡索　小茴香各一钱一分　白芍药　乳香　没
药各一钱　甘草六分

水煎服。

问：产后疟疾者，何治？

答曰：草果饮见后。

---

① 僵：原作"姜"，据医理改。下同。
② 一分：苏大本作"一丸"。

问：产后有哮喘之病，遇产而发者，何治？

答曰：大宁肺汤。

橘红　紫苏　五味　杏仁　甘草　桑皮　半夏　黄芩
阿胶　瞿①麦　枳壳

每服一两，姜五片，水煎食后服。

问：产后痢疾者，何治？

答曰：养脏汤见后。

问：产后吞酸者，何治？

答曰：七伤汤。

问：产后昏眩者，何治？

答曰：有虚、有痰、有湿，审证治之。用补中益气汤。痰晕加知母、竹沥；虚则十全大补汤；痰加橘红、黄芩。

问：产后左胁右胁痛者，何治？

答曰：在左曰痰，在右曰血。痰居胁②间，非白芥子不能止。

问：产后手足麻木者，何治？

答曰：以生血补气汤治之。

问：产后小便尿出者，何治？

答曰：四物汤加凉剂。

问：产后血晕者，何治？

①　瞿：原作"雀"，据苏大本改。
②　胁：原作"血"，据苏大本改。

答曰：用清魂散。

川芎　当归各五钱　白芍　泽兰叶　甘草　人参　荆

芥穗四钱

为末，不拘时，汤酒下俱可。

问：产后小腹痛者，何治？

答曰：余血不尽也，服四物汤。

当归　赤芍　丹皮　玄胡索　官桂

又方，用山楂煎浓汤服。儿枕痛亦治。

问：产后乳汁不通者，何治？

答曰：此身热之故。

川芎　白芷　桔梗　当归一钱五分　人参　茯苓一钱

甘草五分

煎服。

一法，用穿山甲烧灰①，以米泔水调下。

问：产后儿枕痛者，何治？

答曰：小腹中有一块如盘者是也。宜四乌散、醋

煎散。

又香棱散。

三棱　赤芍　蓬术　甘草　官桂　乌药　桃仁　红花

煎服。

问：产后谵语者，何治？

---

① 烧灰：苏大本下有"五分"二字。

答曰：心主乎血，产后血过多，心神失守故也。宜大补气血。热盛脉大而有力者难治。

又法①：以薄荷自然汁调益母草末下，童便酒调亦可。

问：产后月②余经血不止者，何治？

答曰：多服四物汤加枣一枚。

问：产后阴痛、阴痹痛③者，何治？

答曰：此湿热也。用荆芥、白芷、川椒、细辛、桔梗。甚者不过三次效。

问：产后小便而腰痛者，何治？

答曰：此亦湿病也。用干姜、僵蚕、枳壳、麻黄、桔梗、甘草、乳香、没药。煎服。

问：产后小便频数者，何治？

答曰：菟颐丸。

石莲肉二两　菟丝子五两，浸研　白茯苓　山药二两

糊丸，空心盐汤下。

问：断产何药？

答曰：断之甚难。或有临产之难，或生育不已，或不正之事，为尼为娼，不明受胎孕者。欲断之时，医但以药断，不知断产而身受病，断之何益哉？

问：产后失音而哑者，何治？

---

① 又法：原无，据苏大本补。

② 月：原作"血"，据苏大本、南中本改。

③ 痹痛：苏大本作"痒"。

答曰：心肺二经被瘀血所阻，外感风邪所致，宜服逐血补血汤。

红花 赤芍 生地 桔梗 苏叶 前胡 茯苓 防风 牛膝 川连 粉葛各二钱 当归三钱 人参 升麻 薄荷各钱半 半夏 甘草各一钱

上匀二帖，姜三片煎。①

---

① 答曰……姜三片煎：原脱，据南中本补。

产科总论

病之于人故多，而人未必危殆。唯产则存亡在乎俄顷，此医家所以独占其科，不致忽也。

男虽十六而精通，必三十而娶；女虽十四而经通，必二十而嫁。然后精元充实，交而孕，孕而育，育而子坚壮①强寿。交会之日，必避晦朔弦望，风雨寒暑，日月相食，雷电星辰之下，神祠佛殿之中，井灶冢墓枢厕之所。犯此受胎，必喑哑聋聩，愚顽癫狂，多病寿短，且不仁不孝。

凡妇女诸症，皆当以调经为先。

凡求子者，当于经净之后二三日间交合。

凡妇女经水，谓之月信，又谓潮水。一月两次为热，两月一次为冷。盖热则行，寒则凝。治之者，热则用凉，寒则用热也。

经至，切须戒气。否则成癥癖之疾。

男子六十四精绝，女子四十九经绝，越此生子必夭。

妇人女子患劳损之症，经闭、骨蒸、痰嗽之类，若诊其脉，七八至者，当视其肌肉何如，若消瘦之甚者，难治。

---

① 壮：原作"状"，据苏大本改。

妇人四十内外，经事一月两至者，日久必成淋疾。

妇人内外伤风、伤寒，与男女同药。但胎产异耳，四物汤不可无，调气香附不可缺。

妇人一生经闭者，谓之石囡，非药所治。

凡室女经闭成劳，不可用通血药，当用四物汤加减以生血。如桃仁、红花之类戒之。

妇人室女经水过期者，血虚涩滞也。血虚者，肚不疼，身微热，必服顺气生血之药；涩滞者，则胸腹腰俱痛矣。

经水有紫黑色者，有淡红色者。气血相并，则紫黑肚疼；热而紫黑，则肚不疼；若淡红，则血虚也。皆宜四物汤。

经水淋沥不止者，皆因气多所致。必服补宫汤。

经水年老不断必成淋，服补中益气香附之药，戒气为上。

妊娠男胎过三月，女胎过四月，则耳目口鼻皆具，如三月之后，切勿交合。不惟①母子俱病，而且损己。

十月足为大产，不足为小产。若初胎在何月分小产，二三胎亦然。必预服安胎药，保至十月为妙。若初胎大产，余俱无事。

催生用腊月兔脑，去皮膜，研为泥，和明乳，母丁香

---

① 不惟：原作"不然不惧"，据苏大本改。

各一钱，麝二分，丸芡实大，阴干。临期温水下一丸，未下再服。

妇人难产或不顺利，用蓖麻子十四粒，朱砂、雄黄各五分，蛇壳一寸，烧，麝香一分，将水饭糊为丸，椒汤洗妇脐，方入药丸，以纸数重盖上，用阔布系之，胎下即去药。

妊娠三月后，其脉两寸浮大，两关阔，两尺微而常弱，此胎脉也。左乳先有核者男，右乳先有核者女。

怀妊经水虽不多，每月一至，此血有余也，名曰漏胎，不须服药，无事。

怀妊肚疼者，此名痛胎，至产即愈。

受胎呕吐，恶闻食息，或常卧者，此亦胎气，不须服药。

若横逆①，手足先出，以针刺儿手足入二分许，儿不上以盐擦之。

推肠生，肠不收，用新汲井水入米醋少许，三喷其面。初肠出，以米筛盛之，再将蓖麻子十四粒研碎，放头顶心上，肠收即取去。

胎下血晕不省，速扶起勿令眠卧。用韭菜一束，以有嘴瓶盛贮，以米醋煎数沸倾入，以纸封瓶口，以瓶嘴对产妇鼻孔，令醋透即醒。

---

① 若横逆：苏大本作"妇横生倒产"。

临产腹痛，切不可令稳婆揣探。虽胞浆水破，腰腹痛极者，尤当慎之。令人扶掖而行。盖生有横逆之患，皆有先期动手①之故也。盖脐带系母命门，儿临育两手动荡，使带脱落而下，瓜熟蒂落也。

临产三五日，口息鼻青②，儿已死矣；面色青，母亦难保。

产下切不可使之卧，扶坐片时即可。

败血冲心、冲胃，二病皆危。冲胃则饱闷恶呕，冲心则癫狂错乱，虽药难治。

产中百病，三者为恶。呕吐、盗汗、泄泻也。三者并见，病亦危矣；若见一恶，病且难治，三者并见，当治所急。

产后不语者，败血迷裹心窍也。用七珍散，一些不须虑。

产妇阴㿗③脱下，玉门不敛，用石灰一升，炒极热能烧草者，以荆芥、防风煎百沸汤，取石灰放在浴桶内，以汤沃之。令妇坐桶上，熏阴户，待汤温和坐其中④，二三次即好。

妇人乳少，猪蹄煮汁作羹饮之。加木通同煮更妙。

凡服药必令其避风寒、禁沐浴。

---

① 动手：原无，据苏大本补。
② 口息鼻青：苏大本作"口鼻舌青"，义长。
③ 阴㿗（tuí 颓）：谓妇女阴户突出。㿗，突出。
④ 其中：原作"下"，据苏大本改。

怀鬼胎，视其脉，乍大乍小、乍有乍无，浮沉不一，兼以腹痛，虽有形而不动，状如抱瓮。宜服补气活血散。

脉理务要详审。制药各要精细。

妇人胎前产后，乳痈生三四日，用川芎、木通一两，穿山甲、黄柏一两，自然铜酒浸七次为末五钱，和匀。每服三钱，热酒下。若已成脓，必用刀决之。然妇人两乳，其膜似橘囊，不宜横决，须是竖决，横则皮肉不能收口。

产妇喘息为危症。

妇病有六不治：骄奢恣欲不论理，轻身①重财，衣食不周，脏气不足，形羸不能服药，信巫不信医。

胎前产后中风为恶症，宜服小续命汤。

歌曰：中风恶症报君知，眼闭肝亏手撒脾，心绝口开肺鼻鼾，肾家将绝定遗尿。

妇人妊娠喜食异物。

歌曰：异物儿贪虫所为，肾盐肝炭在脾泥，在心酸物茶为胆，肺脏时时啖布衣。

胎前产后水肿者危殆。

歌曰：生肿伤肝唇定累，缺盆平也必伤心，背平伤肺脾脐凸，足底平时肾病深。

妇人血龈涕血出于肺②，尿血咳蒸出于肾，痰涎血出于脾。诸见血皆以脉沉细为吉，数大为凶。

---

① 身：原作"名"，据苏大本改。
② 肺：原作"脉"，据苏大本改。

产后小便不通，腹胀如鼓，用炒盐、麝香少许，填满脐中，将葱白十余茎作一束，切指厚之片，置盐上，用艾盖满葱饼，灸之。觉热入腹内难禁即便①通。

妇人癫狂闷乱，多因惊忧之极，痰犯心胸所致。宜全吐之，用甜瓜蒂一钱，新汲水调下得吐，或不省人事，以麝香少许，温酒调解之。

妇人有病，月水不嫌其多，两乳不嫌其大，此生成也。

妇人有病，形瘦极者难治，勿得与药，恐成怨也。

凡妇人有病，其家能置厚味者易愈，盖药补不如食补也。

凡妇女之病，以四物汤为先。盖妇病不过血虚、血热、血冷所致，而四物者调和血之药也，故以此起剂。

妇人有病，诊其脉必随部详察，用药须识君臣，随时加减。

产妇一月之内，切不可行房，恐伤血海以成劳也。

---

① 便通：原作"止而通"，据苏大本改。

中风门

遇妇人初中风时，用苏合香丸擦牙龈上。或心闷而痰涌出，以姜汁、竹沥吊之；如不死而只口眼歪斜呕吐者，牛黄清心丸；呕吐沫者，青州白子丸；虚弱者，先服八味顺气汤；实者，乌药顺①气散，甚者，小续命汤。谚云：医风先医血，血行风自灭。

八味顺气汤

人参　白术　茯苓　青皮　陈皮　白芷　乌药各一两
甘草四钱，为末

以水二钟，煎七分，每服三钱。与苏合香②丸间服。

乌药顺气散　治男妇一切中风疼痛，四肢麻木，卒中手足麻木，壅痰，言语涩滞。宜先服此以疏风，然后随症以用药。

麻黄　陈皮　乌药　僵蚕　川芎　白芷　甘草　桔梗
枳壳

上为末，每服三钱，枣二枚。寒热头疼，加葱白。

顺风匀意散　治腿疼、半身不遂、手足强直、口眼歪斜。中风便用风药，治之十难保九③。当以气药治之，气

---

① 顺：原作"调"，据下文及《三因极一病证方论》卷二改。

② 香：原无，据苏大本补。

③ 九：苏大本作"一"，义长。

顺则风散，易治。

白芷　人参　白术　天花粉①　青皮②　沉香　甘草
乌药

上㕮咀，姜三片，木瓜三片，紫苏五叶。

小续命汤　《内经》云：中风非外来风邪，乃本身气血之病。人多有痰，中血则口眼歪斜，中脉则肢节强直，中脏则性命难逭③。凡卒中风欲死，以此治之。

麻黄　桂心　人参　黄芩　甘草　杏仁　白芷　附子
炮七次　防己　防风

水二钟，姜七片，枣三枚去核煎，不拘时服。

青州白丸子　治男妇手足瘫痪，风痰壅塞，呕吐涎沫。小儿惊风并治之。

白附子　半夏水浸洗　南星　川乌头

上为末，以绢袋盛于井花水④内，去渣再研，晒干，糯米粉煎粥为丸。每服三十丸，姜汤或酒下；小儿惊风⑤，薄荷汤下。

---

① 天花粉：苏大本作"天麻"。
② 青皮：苏大本作"陈皮"。
③ 逭（huàn 换）：逃。
④ 井花水：原作"非花水"，据苏大本改。清晨首次汲取的井水。
⑤ 风：原无，据苏大本补。

伤寒门

人参败毒散　治男妇伤寒时气，头疼项强，壮热恶寒，身体烦痛，及寒壅咳嗽，鼻塞声重，风痰咽痛。

人参　川芎　茯苓　枳壳　前胡　独活　薄荷　柴胡　甘草　桔梗

水二钟，姜五片，不拘时服。气饱、伤风寒，结胸①，并减人参。

小柴胡汤　治伤寒发热，胸膈饱满痛，大便秘涩，及产后潮热往来。

半夏二两五钱　人参二两　甘草一两　柴胡　黄芩各五钱

水二钟，姜五片，枣二枚。不拘时服。

五积散　治男妇感气感②寒，胸饱腹痛，恶心呕吐，发寒热，或泄泻水谷不化。一名调中健胃汤，一名百病无忧散③。

白芷　陈皮　川芎　甘草　茯苓各三两④　桔梗十二两　枳壳六两⑤　厚朴四两⑥

---

① 胸：原无，据苏大本补。
② 感：原无，据苏大本补。
③ 一名百病无忧散：原无，据苏大本补。
④ 各三两：苏大本下有"麻黄白芍干姜四两"八字。
⑤ 六两：苏大本下有"茅术四两官桂二两半夏二两蔺子"十四字。
⑥ 厚朴四两：苏大本无此四字。

每服四钱，姜五片，煎服。

竹叶石膏汤　治伤寒已经汗出，表里俱虚，津液枯竭，心烦发热，气逆呕吐，诸虚烦热。

门冬五两　人参　甘草　半夏各二两半　石膏一两

每服五钱，加竹叶五片，姜五片，糯米一百粒，水二钟。食前服。

白虎汤　治男妇感冒风寒，表里俱热，狂言妄语，后结不解，大热大渴，及治暑热发渴。

石膏　知母　甘草　糯米一合

水二钟，服。加人参又名人参白虎汤。

十神汤　治时令不正，瘟疫不时，不问阴阳。两①感风寒、湿热②，皆可发散。

香附　紫苏　川芎　干葛　白芍　升麻　麻黄　甘草
陈皮　白芷

姜五片，不拘时服。

---

① 两：原作"所"，据苏大本改。
② 热：原作"脾"，据苏大本改。

积热门

凉膈散　治男妇一切发热。孕妇不可服。

黄芩　连翘　大黄　薄荷　甘草　山栀　朴硝

水二钟，加淡竹叶，入蜜一匙，食后服。

黄连解毒汤　治一切热毒。

黄连　黄柏　黄芩　山栀　连翘

水二钟，煎服。

洗心汤　治风壅痰涎，心经积热，口苦唇燥，眼多泪，大便秘结，小便赤涩。

大黄　白术　麻黄　当归　荆芥　芍药　甘草　薄荷

无名散　治大人小儿心经蕴①热，喉干口燥②，目赤睛痛，大小便秘结不通。

瞿麦　萹蓄　甘草　大黄　木通　灯心　山栀　滑石

空心服。

清热调中汤　治发热，肚内痛，嗳气，不觉饥饱，大便不实。

黄芩　柴胡　茯苓　厚朴　甘草　藿香　草果　人参
半夏　苍术　枳壳　香附

---

① 蕴：原作"脏"，据苏大本改。
② 喉干口燥：原作"喉心干燥"，据苏大本改。原下衍"口干"二字，据苏大本删。

水二钟，姜三片，乌梅一枚，煎。

调经柴胡汤 日逐积热，口干，烦躁，喘①嗽。

柴胡　黄芩　人参　甘草　大黄　当归　白芍各一钱

水二钟，姜三片，食后服。

加味小柴胡汤 治产后潮热往来。

柴胡　黄芩　甘草各七钱　人参　生地　熟地　枳壳各

五钱

水二钟，姜五片，枣三枚，食远服。

人参汤 治产后诸虚不足，发汗盗汗。

人参　当归

上等分为末，以猪腰子一个，去脂膜，切小片，以糯米半合，葱白二根，水煎米熟，清汁一盏入药，煎八分。

五味香薷饮

香薷　厚朴　扁豆　甘草　陈皮

水煎服。

又：香薷、厚朴，入酒少许，煎沉水，不拘时服。

---

① 喘：原下衍"咳"字，据苏大本删。

诸湿门

大橘皮汤　治湿热内攻，心腹胀满，并水肿，小便不利，大便滑。

陈皮　猪苓　泽泻　白术　茯苓　滑石　木香　槟榔

每服三钱，水二钟，姜三片，枣一枚。

葶苈木香散　治湿热内外肿，腹胀，小便赤涩，大便滑。

甘草　白术　木香　猪苓　泽泻　官桂　茯苓　滑石葶苈

水煎服。

除湿汤　治诸湿，腰膝肿疼，头颈浮肿，筋骨紧急，精液凝滞。

槟榔　甘遂　威灵仙　赤芍药　葶苈　半夏　厚朴苍术　藿香　陈皮　白茯苓　白术

每服五钱，姜五片，枣一枚，煎服。

葶苈散　治男妇水肿湿，不得安宁。

茯苓　白术　甘草　木通　厚朴　葶苈　木香　官桂猪苓　泽泻

水二钟，姜三片，枣一枚。一方去厚朴，加滑石。

当归治痛饮　产后足踏湿地，以成湿毒。

当归　羌活　猪苓　泽泻　黄芩　苦参　升麻　茯苓

白术　甘草　木通　人参　苍术　知母　防风

水二钟，姜、枣煎，食前服。一方有白芍药。

独活寄生汤　治男妇血气凝滞，手足拘挛，风痹、湿痹等症。

当归　川芎　芍药　熟地　人参　白茯　甘草　秦艽
防风　桑寄生　独活　细辛　牛膝　官桂　杜仲

水二钟，姜五片，不拘时服。

诸气门

沉香降气汤 治阴阳壅滞，气不升降，喘促结闷，嗳酸吞醋。

沉香 砂仁 甘草 香附

为末，每服二钱，盐汤下。

四七汤 治七情之气结成痰涎，状如破絮，或如梅核。

半夏① 茯苓各五两② 厚朴 紫苏各三两

为末，每服三钱，姜五，枣二，食前服。

岔气散 治妇人噫嗝。

木香 丁香 人参 麦冬 厚朴 甘草 藿香 槟榔
桑皮 草果 桔梗 白术 香附 紫苏 陈皮

每服三钱，姜三片，枣二枚，灯心一结。

七气汤 治七情之气交结于腹③中，腹痛不可忍。

人参 甘草 肉桂 陈皮

每服三钱，姜三片，空心服。

苏子降气汤 治虚火上攻，气④不能升⑤降，上盛下

---

① 半夏：苏大本下有"五两"二字。
② 各五两：苏大本作"四两"。
③ 腹：原无，据苏大本补。
④ 气：原作"下"，据苏大本改。
⑤ 升：原无，据苏大本补。

虚，痰塞。

当归　半夏　甘草　前胡　厚朴　肉桂　陈皮　苏子

每服五钱，姜、枣煎，不拘时服。

流气丸　治五积九聚，癥瘕痞块，留食之疾。此系寒气客于肠间，变成诸疾。此方能清滞气、通和阴阳。虽年①高气②弱，亦宜服之。癥者，证也，有迹可证之谓；瘕者，假也，假借其聚而成疾之谓。

麦芽炒，一两　牵牛四两　青皮去白，一两　木香　小茴香炒　橘红　菖蒲　卜子炒　广皮泡　槟榔　神曲　枳壳补骨脂炒　荜澄茄　砂仁各一两

为末，糊丸。每服五十丸，细嚼白豆蔻一粒下。

木香顺气散　治众气攻心痛，胸膈腹胀。

茱萸　白茯　升麻　木香　厚朴　陈皮　青皮　益智豆蔻　苍术　柴胡　人参　泽泻　当归

每服二两，水二钟，食前服。

调中愈痛汤　治受气腹内有块，不时作痛，寒热。

青皮　红花　丹皮　牛膝　陈皮　桔梗　甘草③　人参　乌药　香附　蓬术　半夏

水二钟，姜五片，食后服。孕妇去半夏。

宽中和气散　治感气胸满不宽，手足麻木。

---

①　年：原作"半"，据苏大本改。
②　气：原作"柔"，据苏大本改。
③　甘草：苏大本下有"益智"二字。

藿香　青皮　蓬术　归尾　牛膝　枳壳　半夏　陈皮
白豆蔻　木香　卜子　茯苓　腹子

水二钟，姜三片，食前服。

开膈宽胸汤

白豆蔻　丁香　砂仁　香附　厚朴　青皮　陈皮　卜
子　木香　甘草

水二钟，姜汁三匙，食前服。

诸疟门

四兽汤

半夏　人参　茯苓　甘草　白果　草果　乌梅

水二钟，姜三片，枣二枚，不拘时服。

清脾①饮　治疟疾寒热往来，或一日或间日一至。

陈皮　厚朴　白术　草果　半夏　茯苓　黄芩　甘草

柴胡

姜三片，食前服。

常山饮　治男妇寒热如疟②。

常山　良姜　草果　知母　甘草

水二钟，姜五片，乌梅一个，不拘时服。

陈光远截疟饮

青皮　半夏　甘草　黄芩　柴胡　茯苓　川芎　陈皮

常山　紫苏　乌梅　槟榔　枳壳

水酒各一钟，姜三片，煎八分，露一宿。侵晨③向东

温服。

草果饮　治疟疾寒热不④愈。服此进食理脾。

---

① 脾：原作"瘅"，据苏大本改。
② 治男妇寒热如疟：原无，据苏大本补。
③ 侵晨：黎明。
④ 不：苏大本作"初"。

紫苏　草果　良姜　甘草　青皮　白芷

水煎，热服。

七宝饮　治一切疟疾，山风瘴气之症。

陈皮　厚朴　甘草　常山　草果　青皮　半夏　槟榔

水酒各一钟，煎八分，露一宿。空心向东服。寒加酒，热加水服。

如神饮

常山　草果　甘草　厚朴　陈皮

乌梅一个，姜三片，隔夜煎，五更温服。忌鸡、鹅、羊一切腥臊之物。

泻痢门

斗门散　治五色痢。

地榆　干葛　粟壳　甘草

水煎服。

藿香正气散　治男妇四时感冒，及胎前产后一切霍乱吐泻。

藿香　白术　厚朴　陈皮　甘草　半夏　紫苏　腹皮　茯苓　桔梗　白芷

姜五片，枣二枚，不拘时服。

真人养脏汤　治下痢赤白，脐腹作痛。

人参　白术　白芍　当归　肉蔻　粟壳　诃子　木香　官桂　甘草

水煎服。

香连术苓汤　治产后泻。

白术　茯苓　猪苓　泽泻　桂枝　苍术　厚朴　陈皮　甘草　木香　黄连

水二钟，姜、枣煎，食前服。

人参木香散　治痢不止，腰痛，腹疼，内热，手足冷。

木香　当归　桂枝　肉蔻　人参　白术　粟壳　诃子

水煎服。

白术健脾汤 治胎前连月痢疾。

陈皮　甘草　猪苓　泽泻　白术　白芍　苍术　厚朴
茯苓　官桂

临起加飞盐一匙。

治痢不拘赤白，日夜无度者。

木香　枳壳炒　甘草炙　橘红　青皮　粟壳　肉蔻
川芎

如腹痛，去青皮，加白术，煎服。

脾胃门

补中益气汤 治男妇气虚，骨蒸，四肢无力。

人参 黄芪 当归 白术 升麻 柴胡 陈皮 甘草

水煎服。

理中汤 治脾胃不调，心腹疼痛。或时呕吐，加丁香、香附一钱。

白术 人参 干姜 甘草 青皮 陈皮

水煎服，不拘时。

四君子汤 治脾胃不调，不思饮食。

人参 白术 茯苓 甘草

为末，每服二钱，盐汤下。本方加四物汤，名八珍汤。

六君子汤 治同前。

人参 白术 陈皮 甘草 半夏 枳壳

姜三片，枣一枚，不拘时服。

加减平胃散

经曰：四时皆以胃气为本。久下血则脾胃不和及虚损，而血不和不流于四肢，却入于胃，而为血痢。以此滋养脾胃。

人参 白术 茯苓 甘草 木香 槟榔 厚朴 黄连 阿胶 陈皮 苍术

宽中安胃散　治饮食少进，身热乏力，呕吐。

人参　白术　白茯　甘草　陈皮　厚朴　黄芩　半夏
砂仁

姜三片，水煎，食前服。

参苓白术散　治脾胃虚弱，饮食少进。

人参　白术　茯苓　砂仁　莲肉　山药　扁豆　甘草
米仁　桔梗

每服一钱二分，枣汤下。

八珍散　四物汤合四君子汤内加香附、知母，姜枣
煎，食前服。调荣和胃，理阴阳，滋血气，进饮食。

咳嗽门

金沸草散　治感冒风寒，咳嗽声重，痰涎壅盛。

金沸草即旋覆花　麻黄　前胡　荆芥　甘草　半夏
赤芍

水二钟，姜五片，枣一枚。

消风百解散　治同前。

荆芥　白芷　陈皮　苍术　麻黄　甘草　乌梅

水二钟，姜三，枣二，不拘时服。

二陈汤　治男妇痰饮为①患，呕吐，中脘不快。

半夏　茯苓　陈皮　甘草　乌梅一个

水煎服。加枳实、南星，名导痰汤。

华盖散　治男妇感冒风寒，咳嗽喘息。

紫苏　茯苓　杏仁　陈皮　桑皮　麻黄　甘草

水煎，食后服。

清金定喘汤　治咳嗽，痰中有血，气喘身热。

赤芍　桔梗　茯苓　半夏　前胡　甘草　旋覆花

水二钟，姜五片，不拘时服。孕妇去半夏，名安
胎饮。

旋覆花汤　治男妇伤风咳嗽，吐痰气急，寒热头疼，

---

① 饮为：原无，据苏大本补。

鼻塞声重。

半夏　荆芥　桔梗　赤芍　甘草　茯苓　前胡　旋覆花

九宝汤　治男妇咳嗽①，睡卧不得，有血。

桑皮　陈皮　官桂　杏仁　乌梅　薄荷　甘草　紫苏
茅根　大腹皮

姜三片，水二钟，食远服。

杏子汤　治痰嗽。不问感冒风寒，内伤生冷，并虚劳吐血痰。

五味　人参　芍药　茯苓　甘草　杏仁　细辛　官桂
半夏

鸡苏散　治劳伤肺经，痰涎有血。

黄芪　贝母　薄荷　门冬　阿胶　桔梗　甘草　生地
蒲黄　茅根

导痰汤　产后咳嗽，胸膈不宽。此症因气也。

陈皮　半夏　荆芥　旋覆花　五味　前胡　白术　杏
仁　甘草　桔梗　茯苓

紫菀汤　治妊娠咳嗽不止。

紫菀　天花粉②　防风　桔梗　甘草　杏仁　桑皮
竹茹

临起加蜜一匙。

人参保肺汤 治五劳七伤，喘急痰涎，骨蒸内热。

人参　紫菀　大黄　当归　白芍　桑皮　川芎　柴胡　知母　茯苓　石膏　连翘　桔梗　黄芪　滑石　薄荷　山栀　黄芩　白术　甘草　荆芥　寒水石　地骨皮

姜三，水二，食远服。

治咳嗽有痰。

枳壳　玄参　桑皮　川芎　桔梗　白芍　半夏　门冬　知母　花粉　香附　陈皮　蔓荆子　杏仁　乌药

姜三片，水二钟。

虚劳门

十全大补汤　治男妇诸虚不足，五劳七伤。

人参　白术　黄芪　茯苓　当归　川芎　芍药　熟地　甘草　桂枝

水二，姜三，枣二，煎服。

人参养荣汤　治积劳虚损，气短，面少颜色，四肢怠倦，肌肉消瘦，饮食少进。

人参　黄芪　白术　白茯　白芍　川归　熟地　远志　甘草

姜三，枣二。遗精加龙骨。

黄芪建中汤　治男妇诸虚，瘦怯少力，不生气血。

白芍①　黄芪　肉桂　甘草　当归　胶饴②

姜三，枣二，空心服。

黄芪鳖甲散　治虚劳身热，肌肉消瘦，四肢烦热，心间盗汗，减食渴嗽。

柴胡　桑皮　半夏　地骨　知母　黄芪　天冬　秦艽　鳖甲　肉桂　人参　茯苓　赤芍　生地　甘草

姜五片。

八物汤　治下元冷惫，心火上炎，渴欲饮水，或肾不

---

① 白芍：原作"白术"，据苏大本改。
② 胶饴：原无，据苏大本补。

能扶养，常吐痰嗽，小便不利。

山栀　肉桂　泽泻　猪苓　熟地　丹皮　山茱萸　黑附子　门冬

水煎服。

当归六黄汤　治盗汗之圣药。

当归　生地　熟地　黄柏　黄芩　黄芪倍多　黄连

疮肿门

乳痈方　蛤粉　牙皂各一钱半

为末，好酒送下。

当归连翘散　治一切风热痈疮，大小便结滞，喉舌之症。

当归　连翘　大黄　山栀　芍药　金银花

托里散　治一切疮毒，未成自然消乏，已成能令速溃。盖疮肿由血虚也。此药主风消生血。

人参　桂心　黄芪　当归　厚朴　桔梗　甘草　川芎防风　白芷　金银花

上末，调酒三钱，木香汤亦可。

槐角丸　治五种肠风，下血痔漏，脱肛等症①，下血成疾。

桔梗　地榆　黄连　川芎　当归　防风　枳壳各五钱槐角炒，三两

酒丸，空心米汤下。

升麻消毒散　治产后②毒气生发寒热。

升麻　半夏　苍术　厚朴　白芷　茯苓　白芍　当归陈皮　甘草　桔梗　干葛　干姜

---

① 等症：原作"下血成疾"，据苏大本改。
② 后：原无，据苏大本补。

水酒各半煎服。

升麻汤 治肺痈吐脓血等症。

升麻　桔梗　地榆　黄芩　米仁　丹皮　白芍　甘草
金银花

诸经门

芎苏散 治经事不准，寒热头疼，中脘不时疼痛。

川芎 甘草 柴胡 陈皮 枳壳 桔梗 苍术 半夏 茯苓 干葛 紫苏①

加姜，水煎。

香归②愈痛汤 治小腹腰痛。

青皮 陈皮 枳壳 桔梗 甘草 官桂 香附 三棱 蓬术

通经饮 治经事不通，寒热头疼。

红花 归尾 刘寄奴 牛膝 紫菀 赤芍 甘草 苏木 官桂 白芷

水酒煎。

补宫汤 治月水崩③，寒热。

当归 地榆 熟地 艾 川芎 白芷 阿胶

水煎，徐徐而服。

加味香归饮 治经事不通，寒热，小腹有块，胸饱。

橘红 白芍 当归 川芎 白茯 熟地 柴胡 甘草 人参 黄芪 枳壳 香附 陈皮 砂仁

---

① 紫苏：原无，据方名及《产后门》"芎苏饮"补。
② 归：据组方药物疑当作"桂"。
③ 崩：原作"前"，据苏大本改。

姜三片，煎服。

三元汤　治经血如茄片，小便不利，潮热口干，筋痛，小腹痛。

柴胡　青皮　黄芩　人参　当归　川芎　芍药　熟地　乌药　香附　升麻　木通　滑石

水二钟，灯心二结，食前服。

人参大补汤　治经事不准，淋沥不净，面黄瘦弱，内热乏力。

人参　白术　黄芪　当归　熟地　白芍　茯苓　川芎　柴胡　甘草

水二，姜一，枣一，食前服。身不热加桂。

逍遥散　治血虚血少，月水不调，腹痛潮热。

柴胡①　白芍　白术　白茯　当归　甘草　薄荷

煨姜二，水煎服。

红花当归饮　逐瘀血通经。

红花　当归　赤芍　牛膝　紫菀　官桂　甘草　白芷　苏木　寄奴

水酒各半，食前服。

解毒四物汤　用四物汤加黄连，食前服。

加味五积散　经不行加蓬术、香附；如经不行似有孕

---

① 柴胡：原无，据苏大本补。

二三月者，加归尾一钱，桃仁十四粒①；经不行发出②红疹，加木香、瓜蒌、干姜、牛膝　水酒各一钟，姜三，煎，食远服。

乌鸡丸　治妇人经事不调，日晡③潮热，咳嗽有痰。

银④柴胡　胡⑤黄连　人参各二两　黄芪三两　门冬

当归　白芍　地骨皮　香附童便炒　茯苓　秦艽　陈皮

贝母　黄柏酒炒　知母　黄芩　五味各二两

乌鸡一只，去毛、肚杂、头足，切碎，和药入瓶，好醋三碗，煮酒四碗，炭火煨干，晒干为末，醋糊丸如桐子大⑥。每服一百丸，淡醋汤下。

通经丸　治妇人、室女经事不通，脐腹作痛，或成血瘕。

川椒炒　干漆　蓬术⑦　当归　青皮　干姜　大黄

桃仁　川乌　桂心

等分为末，醋丸桐子大。醋汤或酒下。

治室女经闭成痨。但有此症，七八分死，虽医难愈，速配则好。

---

① 十四粒：苏大本作"一钱"。
② 出：原作"少"，据苏大本改。
③ 晡：原作"渐"，据苏大本改。
④ 银：原无，据苏大本补。
⑤ 胡：原无，据苏大本补。
⑥ 如桐子大：原无，据苏大本补。
⑦ 蓬术：原无，据苏大本补。

黄柏　知母　生地　当归　白芍　人参　甘草　枳壳
五味　门冬

治妇人经有紫黑色者，有淡红色者。

二陈汤并四物汤，姜三片，水煎服。

血淋门

五淋散 治小便不通，冷淋或热淋。

赤苓　赤芍　当归　山栀　甘草

水煎服。

胶艾汤 治冲任虚损，崩伤淋沥，赤白带下。又名补宫汤。

阿胶　艾　赤石脂　当归　白芍　川芎　熟地　蒲黄　地榆　小蓟　甘草　石菖蒲

水煎服，后量饮酒少许。

百补汤 治血淋白浊。

阿胶　地榆　陈皮　川芎　当归　白芍　熟地

水煎，食前服。

当归芍药汤 治淋病出三四色，内热口干，小腹日夜并痛。

当归　川芎　芍药　熟地　黄芪　香附　柴胡

水煎，食前服。

滋荣汤 治淋沥不止，日夜无度，面黄乏力。

当归　川芎　白芍　柴胡　防风　升麻

食前服。

凉血地黄丸汤 治血崩不止者，阴虚不能镇守胞络①，如奔而走。

生地　当归　黄连　黄柏　知母　苍术②　川芎　升麻　柴胡　羌活　防风　甘草　细辛　荆芥　红花③　蔓荆子

食前服。

大腹饮 治妇人血瘕及单腹胀。

大腹皮　防己　木通　厚朴　大黄　陈皮　瓜蒌仁　黄芪　枳壳　桑皮　五味

水二，酒半煎，食前服。

参归丸 治一切淋沥白带日夕无度，腹冷腰疼，小腹膨胀，内热头眩，或成五色者。

人参　熟艾　石菖蒲三两　白术一两四钱④　扁豆　白芍　川芎　山药　吴茱萸各二两

糯米为丸，米汤下。

治白带。

桂枝⑤　知母　黄柏　香附　白芍

临睡服，加砂糖七匙。

---

① 络：原无，据苏大本补。
② 苍术：苏大本无。
③ 红花：苏大本下有"藁本"二字。
④ 一两四钱：苏大本作"半两"。
⑤ 枝：原脱，据苏大本补。

治白浊方

白扁豆花　白葵花　红鸡冠花　白槿花各七朵　川椒七粒①

好酒煎服。

治白淫方

川椒炒　糙糯米炒

等分为末，醋糊为丸。每服三十丸，食前淡盐汤下。服后要坐一饭时。

产后白带

川芎　当归　白芍　熟地　人参　白术　牛膝　杜仲香附　白葵花　砂仁

水煎，空心服。

血崩方

诃子二钱　地榆　紫苏一钱　乌梅五个

血崩不止　川芎　当归　白芍　熟地　白术　茯苓甘草　白芷　厚朴　阿胶　葱白三茎

水煎服。

---

① 七粒：苏大本下有"胡椒"二字。

胎前门

川芎茶调散　治胎前产后偏头风。

细辛　川芎　防风　荆芥　白芷　羌活　香附　薄荷　甘草各二钱

为末，每服二钱，食后①茶调服。若煎加麦芽一撮。

葱白散　治胎前产后血疼、宿冷、痰癖。

川芎　当归　白芍　熟地　三棱　蓬术　神曲　麦芽　青皮　枳壳　厚朴　干姜　肉桂　小茴　川楝　人参　木香　茯苓

葱白五茎，水煎，食前服。

玄胡散　治胎前产后血气攻心腹痛。

当归　川芎　赤芍　熟地　桃仁　枳壳　木香　官桂　玄胡

姜三片，水煎，食前服。

术苓汤　治胎前产后泄泻不止。

陈皮　苍术　厚朴　甘草　猪苓　泽泻　茯苓　官桂　白术

四物汤　治胎前产后一切血气之疾，并调经。

当归　川芎　白芍　熟地

---

① 为末……食后：此八字原脱，据苏大本补。

圣济汤　治子烦。

茯苓三钱　防风　麦冬　黄芩各二钱　加竹叶煎。

砂仁白术散　治子痫。即丹溪安胎饮。方见后。

紫苏饮　治子悬。悬者，胎气凑心，心腹胀满也。又名八珍饮。

人参　甘草　川芎①　当归　白芍　紫苏　陈皮　大腹皮

姜三，葱二，不拘时。

人参橘皮汤　治恶阻。

人参　白术　茯苓　陈皮　甘草　厚朴　门冬

姜五片，竹茹不拘多少。

下气散　妊娠心腹胀痛，两胁闷，不下饮食，四肢乏力。

半夏　陈皮　赤茯　甘草　官桂　赤芍　青皮　紫苏羌活　槟榔　大腹皮　桑白皮

姜三，枣一，灯心二十根。食远服。

安胎散　治胎动不安，或见血水，或纯鲜血，腰腹痛。

川芎　当归　白芍　茯苓　甘草　黄芪　白术　阿胶地榆　艾

姜三，水二，煎服。

---

① 川芎：原无，据苏大本补。

丹溪安胎饮 或腹微痛，或腰疼，至五六个月当服。

川芎 当归 白芍 熟地 人参 白术 砂仁 陈皮 紫苏 黄芩

姜一，食前服。

保生汤 治经候不行二三月之间，无病似病，脉浮大而六部俱匀，此孕脉也。精神如困而恶闻食息，或呕吐痰水者，名曰恶阻。

人参 白术 白茯 甘草 香附 陈皮 厚朴 门冬 丁香

姜五片。

安胎和气饮 治胎感寒气，饮食少进，乏力，寒热。

陈皮 苍术 厚朴 甘草 桔梗 枳壳 香附 木香 当归 熟地 白术 黄芩

姜三，砂仁五粒，煎服。

清金退热饮 治受胎身热，有汗，咳嗽有痰①，腹痛。

柴胡 人参② 黄芪 熟地 茯苓 川芎③ 桔梗 知母 五味 甘草 贝母 门冬

水煎，食后服。饱则去熟地。

安胎饮 受胎不安，非时转动，无故下血，腰腹痛，

---

① 有痰腹痛：原作"腹痛有痰"，据苏大本乙转。
② 人参：苏大本下有"黄芩"二字，义长。
③ 川芎：苏大本下有"白术"二字。

肢倦力乏。

四物汤加砂仁、陈皮、白茯、阿胶，葱五茎。食前服。

芎归饮 妊娠胎①动者即安，死胎即下，亦治心腹痛。

川芎　当归

加紫苏数叶，水、酒煎服。

束胎饮 八九个月服之。

人参②　大腹皮③　白术　白芍　紫苏④　归身尾⑤

炙草三分⑥

或加枳壳，砂仁，青葱五叶，黄杨梢七个。春加川芎，夏黄芩。

益元散 坐蓐之月服之。

当归　川芎　黄芩　陈皮　香附　白芷　甘草

如虚加人参。

来苏饮 妊娠欲产未产，由气逆也。

木香　神曲　陈皮　白芍　阿胶　黄芪　煨姜

糯米一撮，煎服。连进妙。

---

① 胎：原无，据苏大本补。
② 人参：苏大本下有"一钱"二字。
③ 大腹皮：苏大本下有"三钱"二字。
④ 紫苏：苏大本下有"一钱"二字。
⑤ 归身尾：苏大本下有"一钱"二字。
⑥ 炙草三分：原无，据苏大本补。

无忧散　治产时尚未落，胞水先放①尽。此药主之。

当归　川芎　木香　白芍　甘草　血余　乳香

酒煎服②。

催生如圣散　治难产累日不下，此药治之③。

秋葵子为末，每服二钱，温④酒下。

---

① 放：原作"方"，据苏大本改。
② 当归……煎服：此 17 字原脱，据苏大本补。
③ 催生……治之：此 16 字原脱，据苏大本补。
④ 温：原无，据苏大本补。

产后门

醋煮散　治产后胎衣不下，血闷冲心。

三棱　蓬术　官桂　赤芍　香附　甘草　乌药

血盛加红花、当归、青皮。临服加醋一匙。

黑神散　产后血晕口噤，胞衣不下，瘀血作痛，不省人事。

当归　白术①　黑豆一合，炒　熟地　干姜炒②　甘草
官桂③　蒲黄各一两

上为末，每服三钱。童便、酒各半钟，煎好渐渐热服。牙关闭，𬌗关④灌之。

夺命丹　胎衣不下，血流入胎，胀满不得下，心中痛。

百草霜钱半　麝一分　白芷五分　官桂三分

为末，温酒调服二钱。

七珍散　产后虚弱，败血闷心窍，神昏不语。

人参　生地　川芎　细辛　防风　辰砂　石菖蒲

为末，薄荷汤下。

---

① 白术：苏大本作"白芍"。
② 干姜炒：苏大本作"姜炭"。
③ 官桂：苏大本作"桂枝"。
④ 𬌗关：原作"刌开"，据苏大本改。

龙齿清魂散　妇人败血冲心，或歌舞谈笑，怒骂坐卧，甚者逾垣上屋，口咬打拳，神名佛号，无有不能，似祸祟之状。先辈云：此药病必愈。

龙齿　远志　官桂　人参　当归　茯苓①　细辛　门冬　甘草　玄胡

姜五片，枣三枚，入金银器内煎百沸，入麝香一匙，不拘时服。

产后恍惚、谵语，舞手掉头，口流涎沫，少省又发，亦似②败血冲心之状。其实因痰入心格物，不可认为败血冲心，而误用龙齿清魂③散，宜服导痰汤。若热盛再加芩、连，待势④缓加猪苓、泽泻、木通利水以导痰。盖败血冲心，一任昏迷，而痰犯心胸，则有⑤时暂省。状同而理实异，须要详审。

加味四物汤　治新产血虚血晕，冲心昏迷不省。

四物汤各一两　枳壳五两

水二钟，煎钟半，水中沉冷服。

黄芪柴胡汤⑥　治难产生热头疼，盗汗如雨，咳嗽。

黄芪　五味　甘草　白芍　牡蛎　白术　白茯　柴胡

---

① 茯苓：苏大本作"茯神"。
② 似：原作"是"，据苏大本改。
③ 清魂：原无，据苏大本补。
④ 势：原作"劳"，据苏大本改。
⑤ 有：原下衍"余"字，据苏大本删。
⑥ 黄芪柴胡汤：原无，据苏大本补。

地骨皮　麻黄根

加浮麦一撮，不拘时服。

治难产阴鮏脱下，血气俱虚，不能升敛。

升麻　人参　当归　熟地　门冬　白术　糯米一撮

治玉门不敛，血气虚也。用补中益气汤倍加升麻；一用八物汤加升麻。

交加散　生产一个月，败血入经络，小腹痛，两腿酸疼，亦有满身紫块，乃瘀血留经。

青皮　陈皮　川芎　白芍　枳壳　当归　干姜　官桂茯苓　苍术　半夏　厚朴　人参　羌活　独活　柴胡　甘草　薄荷

姜三片，酒少许，水二钟，不拘时服。

芎苏饮　产后寒热头痛，骨痛胸饱。

陈皮　半夏　茯苓　甘草　枳壳　干葛　柴胡　紫苏姜五片　川芎

知母茯苓汤　治产后身热，吐痰咳嗽，或时见血，自汗喘息。

茯苓　知母　川芎　五味　人参　薄荷　柴胡　门冬半夏　甘草　阿胶　黄芩　白术　桔梗　款冬花

姜五片，食后服。

麦煎饮　产后寒热，盗汗如雨。胎前并男子亦可用。

黄芪　白术　甘草　牡蛎　麻黄根　软柴胡　芍药①
地骨皮　茯苓　浮麦

不拘时服。

八正散　产后大小便闭②。男子亦可用。

滑石　萹蓄　木通　山栀　瞿麦　车前　甘草　大黄

河水二钟，灯心一结。不拘时服。

三元汤　四物汤　小柴胡汤　治产后冒风劳碌，头疼
寒热，恶露下行肚腹等症。

川芎　当归　白芍　熟地　柴胡　甘草　半夏　人参
黄芪

食前服。

玉烛散　产后不语，服一服即瘥。

人参　生地　川芎　朱砂　防风　细辛　石菖蒲　甘
草一钱

为末，薄荷汤下一钱。

腹皮饮　歌曰：腹皮紫苏桑五味，桔梗草果茯陈皮，
食盐少许同姜煮，急去虚浮食可思。

茯神汤　治产后不语。

人参　白茯神　石菖蒲　当归　川芎　辰砂　远志
黄连　丹皮

姜汁同煎，食前服。

---

① 芍药：苏大本无。
② 闭：原作"秘"，据苏大本改。

芎胡散 产后受惊，寒热，胸饱，骨痛。

人参　柴胡　陈皮　枳壳　桔梗　紫苏　半夏　茯苓
干葛　川芎　甘草

姜、枣煎。不拘时服。如饱，去人参，加砂仁五分。

茯苓汤 产后发热，乳汁不通。

川芎　当归　白芍　柴胡　黄芪　木通
水煎。食前服。

顺气汤 产后气不调，寒热，虚弱，胸饱。

桔梗　槟榔　当归　枳壳　枳实　苏子　青皮　卜子
陈皮　乌药　香附　防风　木香　甘草　腹皮　黄芪　赤
芍　枣一枚

食后服。如饱，加连、芎，去芪。

安胃汤 产后血下如赤豆汁。

人参　白术　川芎　白芷　当归　茯苓　陈米一撮

六和汤 产后中暑，不省人事。

厚朴　半夏　杏仁　砂仁　甘草　扁豆　香薷　茯苓
人参　木瓜

姜三片。不拘时服。

调理产后　当归　川芎　白芷　官桂　蓬术　茯苓
丹皮　甘草

腹痛，加延胡索；发热，加黄芩、柴胡；饮食不进，
加砂仁、陈皮。

产后补血　黄芩　茯苓　归身　陈皮　川芎　甘草

人参百补汤　人参　当归　白术　甘草　黄芪　陈皮　茯苓　川芎　白芍　熟地　柴胡　黄芩　香附　枳壳　桔梗

姜三片。食前服。

杂症门

鸡苏龙脑散　治男妇鼻衄、吐血等症。

紫苏　人参　门冬　阿胶　蒲黄　黄芪　甘草　柴胡　木通　薄荷　地骨皮

食前服。

平肝饮　治悲伤肝痛，两胁肋痛。

防风　桔梗　木香　槟榔　枳壳　官桂　白芍　人参　甘草　当归　陈皮　川芎

食前服。

半夏橘皮汤　治头昏、呕吐。

用四君子汤加陈皮、半夏、紫苏十一叶、砂仁五粒、姜三片。食远服。

泻五脏火心肝脾肺肾

黄连　黄芪　芍药　柴胡　知母　黄柏

壬子丸　治妇人无子。

吴茱萸炒　白茯苓　白敛炒　当归酒洗　白及去皮　牛膝酒洗，各一两　桂心　秦艽　乳香　没药各四钱　细辛去叶　石菖蒲　附子盐水浸炒　厚朴姜制，各四钱　人参四两①　戌羊肉壬子②日修合，要服待子时起，酒下。有胎即止。忌生冷、葱

---

① 两：苏大本作"钱"。
② 子：原无，据苏大本补。

蒜、火熏、酒椒、犬肉。无夫之妇，无妻之夫，不可用之。

冷宫丸　治生育之多，故服冷药。

滑石　金银花

为丸。淡醋汤下。

又方，柿蒂　滑石

为末，如前服。

治胎死腹中。

麝五分　斑蝥五分　百草霜一钱五分　桂二钱

温酒下。

落死①胎方

斑蝥七个　麝五分　汞二钱，铅制　角刺　雄黄一钱　金
箔七叶　韶粉五分

米饭为丸。至晚将一大丸安鼻孔内，再以糖汤下米大
者四十丸，立效。此方不可轻用，一用之后妇人女子终身
不受胎也。

---

① 死：原作"私"，据苏大本改。

薛古愚加减方

俱以四物汤为主。

经事将来作痛，血实也，加人参、黄芪、香附、赤芍。

腹痛，加阿胶、艾叶、玄胡索。

经水不及期，血热也，加黄连。

经水过期，血虚也，加人参、白术、当归、川芎、黄芩、陈皮、升麻。

经水过期，紫黑有块，血热作痛，加香附、黄连。

经水临期腰痛，气郁滞者，加红花、桃仁、蓬术、香附、玄胡索、木香；热，加黄芩、柴胡。

经来肚痛者，加陈皮、甘草、香附、乌药、玄胡索，临服加童便半钟。

腹有积聚者，加玄胡索。又用烧瓦熨小腹。

经事过期色淡者，多也，二陈汤内加川芎、当归。

妇人经闭，导痰汤加川芎、黄连、姜五片，食后服。

妇人肥者，饮食过多，经水不调，乃湿痰。

当归　苍术　川芎　白术　茯苓　半夏　滑石　香附

妇人气厚，恣于酒食，经水不调，乃躯脂满溢，流塞子宫。宜行湿燥湿。

半夏　南星　苍术　滑石　防风　羌活

经水行先作痛。

香附子　青皮　枳壳　川芎　紫苏　乌药

经不通，寒搏于内也。

蓬术，干姜。室女去干姜，加姜三片。

经多如崩，加香附、干姜、甘草、粟米一撮。

经逆行，或血猩①，或吐血。

赤芍　川芎　当归　熟地黄　三棱　蓬术　红花　乌药　人参　肉桂　白芷　荆芥

又方，用韭菜根汁服效。

阴虚阴闭，小便短涩，身体痛，加二术一钱五分、香附、牛膝二钱、乌药、陈皮二钱、甘草炙、木通、龟板炙一钱

黑瘦性急之人经水不调，不成孕，此子宫涩不能受精，宜凉，加香附、柴胡、黄芩。

妇人腰痛，兼有虚汗而热，加白术、甘草、黄芩、半夏、桔梗、香附、姜三片。

临经时腰痛、脐痛，经宿二三日，加人参②、熟地③三钱、丁香、归身、香附、防风、羌活、杜仲、玄胡索、牛膝一钱、柴胡一钱五分、全蝎。

脐下、阴户痛冷，白带下。

①　血猩：谓血色鲜红。猩，鲜红色。
②　人参：苏大本无。
③　熟地：苏大本作"生地"。

黄柏　熟地　香附　玄胡索　附子　苦楝子　白芍　
当归　桂枝　甘草

经事不调，四肢无力。

甘草梢①　丁香　甘草　生地黄　熟地　当归　全蝎　
人参　升麻　黄柏　五味子　知母　羌活　白芍　黄芪　
柴胡

胃气弱有痰，恶心呕吐。

白术　茯苓　半夏　砂仁米　神曲　陈皮　麦芽　
姜三片。食远服。

经事淋沥，点滴不止，小腹痛。此月经太过不干，血
虚也。

人参　白术　香附　艾　陈皮　阿胶　甘草

血崩不止。

香附　蒲黄　白术　黄芩　地榆　人参

妊娠恶露不止，呕吐不食，或时下血。

白术　白茯　黄芪②　阿胶　地榆　砂仁　陈皮　
甘草

有孕呕吐血。

天冬　麦冬　甘草　蒲黄　黄芩　水葵花　阿胶

有孕心疼者。

砂仁　陈皮　丁香　草寇　黄芩　甘草　吴茱萸　茯

---

① 甘草梢：苏大本无。义长。
② 黄芪：苏大本作"黄芩"。

苓　山栀　紫苏　白术

妊娠左胁痛者。

枳壳　川芎　白术　茯苓　甘草　香附　陈皮　砂仁

有孕大便下血。

川芎　白术　地榆　槐　升麻　甘草　茯苓　陈皮

有孕泄泻。

砂仁　茯苓　白术　人参　灯心　陈皮　苍术　甘草
白芍

产后口眼㖞斜。

人参　当归　白术　半夏　灯心①　陈皮　防风　天
麻　瓜蒌　贝母　升麻　羌活

姜三片。食前服。

产后头痛眩晕②。

当归　川芎　地黄　红花　人参　黄芪　白术　陈皮
甘草

姜三片。

产后乳汁不下。

通草　瞿麦　桔梗　青皮　白芷　木通　赤芍药　天
花粉　连翘　甘草

食后服。

产后头疼，身热，不思饮食。

---

① 灯心：苏大本无。
② 眩：原无，据苏大本补。

四物汤加①柴胡、半夏。

产后音哑不语。

用上好白矾，入二陈汤②同煎服。

产后补虚补血。

人参　当归　熟地　甘草　桔梗　香附　阿胶　艾叶
枣三枚。

产后恶露肚痛。

生地　甘草　香附　官桂　玄胡索　青皮　蓬术　枳
壳　乌梅

血虚而肚痛，微汗而恶风，加官桂、蓬术。

感风眩晕者，加秦艽、防风。

气虚弱无力者，加黄连③、山栀。

恶寒，自汗，脉微，气难布④息，清便自调。

干姜　附子

胎动不安，下血不止。

艾　阿胶　黄芪　葱白三根

血虚上攻心腹，肋下胀满。

木香　槟榔

经事欲行，脐腹绞痛，血涩也。

苦楝　槟榔　木香　玄胡

---

① 四物汤加：苏大本下有"黄芩"二字。
② 二陈汤：原作"陈皮汤"，据苏大本改。
③ 黄连：苏大本作"黄芪"。义长。
④ 布：原作"稀"，据苏大本改。

经多，别无余症。

黄芩　白术

经事涩少。

红花　白葵花　血见愁

经暴腹重，加黄连。

诸痛有湿，加白术、天麻、茯苓、川山甲，酒煎。

经水如黑豆汁，加黄芩、黄连。

经水少而面色①不和者，加熟地、当归。

血积者。

蓬术　三棱　官桂　牛膝

汗下伤寒，饮食减少，加黄芪、甘草、茯苓、白术。

妊娠伤寒，胸满痛而脉弦。

柴胡　黄芩

大便硬，小便赤，气满，脉沉断。

大黄　桃仁　杏仁

汗下不得眠。

栀子　黄芩

小便不利。

茯苓　泽泻

小便如血。

琥珀

---

① 面色：原作"食"，据苏大本改。

四肢肿痛，不能举动。

苍术

腹中刺痛，恶露不下，倍川芎、当归。

血崩。

生地　蒲黄　黄芩

头昏项强。

柴胡　黄芩

脏闭涩。

大黄　桃仁

因热生风。

柴胡　防风　川芎

滑泻。

官桂　附子

呕吐。

人参　白术　生姜

渴，加知母、石膏。

虚寒似伤寒。

人参　柴胡　防风

发寒热。

生姜　柴胡　丹皮

虚烦不得眠。

竹叶　人参

血虚，心腹痛不可忍。

当归　干姜

或因伤酒，或因伤血，或虚烦，五心烦热。

生地　熟地　柴胡　黄连

目赤暴发作云翳，痛不可忍。

羌活　防风　龙胆草

四物汤注脚

熟地，调血。脐下痛非此不能除。乃通肾①经之药也。

川芎，治风。血虚头痛非此不能除。乃通肝经之药也。

四物汤专系乎血，此女科立效方，所以必本乎此。四时加减见后：

春则倍川芎加防风；夏则倍芍药加黄芩；

秋则倍地黄加天冬；冬则倍当归加桂枝。

---

① 肾：原无，据苏大本补。

种子方①

　　夫人生于世，夫妇之伦具焉。既有夫妇，则生嗣以继宗祧②，养生送死所由系焉。书曰：不孝有三，无后为大。每见世人有夫妇之道，而不得种子之术，致绝后裔，良可哀哉！若男子情义先动而精气走泄，妇人情义未动，玉门未启，精虽充，而玉门不纳，不能成胎。若妇人情义先动而阴户自开，男子情义未生，妇兴已过，纵然精盛，而阴户固闭，亦不能受胎。余具种子妙诀，使无子之士先须补养自己精神矣。其壮实，而女子亦须补养调摄，然后交感，无不应验。若阴血先至，阳精后充，则血裹精，精入为骨，而成男；阳精先至，阴血后渗，则精裹血，血入为精，而成女；若阴阳并至，则非男即女，或成双胎者有之。故精欲泻之时，则纳玉茎至妇人情极处略偏向左，盖妇女子宫有二穴，一左一右，左则成男，右则成女。要男偏左，要女偏右。要男用太阳时，要女用太阴时。如妇人经水来五日，经水初过，黄水未净之际，子宫未闭，男女媾精，裨夫妇各得其法，而有螽斯之庆，且此时血气壮盛，更无疾病。若五日之后，子宫已闭，只虚交淫欲而已，竟何益哉！此种子之妙法也。

---

① 种子方：此篇原无，据南中本补。
② 宗祧（tiāo 挑）：家族世系。

升精法①

　　凡交合已毕，即使妇人仰卧端正，身体虚悬，则精上升矣。或谓令妇人曲左足虚悬，盖欲其达于左也。歌云：玉池金液入丹田，配合须还造化源，河车般下昆仑顶，能使老弱返童颜。

---

　① 升精法：此篇原无，据南中本补。

调经歌诀_附

妇人天癸有常经，血满冲任匝月行，不及期来知是热，过期血少是分明。若然色淡因痰滞，热极来多紫黑形。气滞临行先作痛，虚时行过腹中疼。去多不住加凉血，来少无多大补荣。经闭要推虚实候，血枯气隔热痰因。

治无名肿毒。

金银花　当归　甘草各八钱

陈酒二斤，煎滚服。

治瘰疬方　用鱼鳞草绞汁一碗，将滚陈送，连吃五六次即愈。

神仙活命饮

穿山甲　甘草　防风　没药　赤芍药各一钱　白芷六分 归梢　乳香　贝母　天花粉　角刺各一钱　金银花　陈皮各 三钱

用好酒三碗，煎碗半。若上半身食后服，若下半身食前服。再加饮酒三四杯以助药势，不可更改。

校注后记

《女科万金方》一卷，南宋·薛辛撰。

对于该书的成书年代，明代郑春敷《女科济阴要语万金方·又序》云："余得荥阳公秘书一卷，名《万金方》，是传家至宝……咸淳元年腊月太医院监局兼翰林院提举郑中饶记。"可推知，该书成书不晚于咸淳元年（1265）。

一、作者生平

有关作者的生平，前人的记述略有三种。

其一是据明代郑文康《平桥稿·薛将仕祠堂记》卷六载："薛将仕，南宋末昆山县城（今玉山镇）人。精于医术，尤擅女科，治多良效，名闻遐迩，人称薛医产家。因无子嗣，传医术于女婿钱氏。钱氏复传医术于婿郑公显，郑氏遂世业女科。"

对于薛氏身后医术外传女婿钱氏的情况，民国李传元等《昆新两县续补合志·人物·艺术补遗·薛将仕传》卷十四可资佐证。其曰："钱氏，名字均佚，南宋末昆山县城人。得岳父薛将仕传授女科医术，业医。"

钱氏亦无后嗣，故再将医术外传女婿郑公显一事，我们还可据清代王学浩等《昆新两县志·杂纪·郑公显传》卷四十得到印证。其曰："郑公显，宋末元初昆山县城（注：今江苏省昆山市玉山镇）人。南宋资政殿大学士郑忆年五世孙。因祖、父官，荫从政郎，然而潜隐不仕。得岳父钱氏传授外祖薛将仕女科医术，日检方书济人，遂擅名于时。郑氏累世业医，皆自公显始。"以上事实亦可为《开封郑氏世谱（昆山支)》和《昆山县志》的记载所佐证。

其二是据中国中医科学院馆藏《女科济阴要语万金方》之"薛郑世医记"曰："郑氏本宋仁宗后侄，忠益王之裔，居玉带河之北，薛氏居玉带河之南，其南北对面俱岑楼，薛无子只一女，郑习儒，亦只一子，薛女与郑子隔河相望，两意目送，遂以通情……遂配为夫妇，其后郑之子孙遂得薛之秘书而专女科，故云薛医产，不忘本也。"

其三是据《郑氏秘受薛医产万金方》之"郑传薛医产源流"，又见南京中医药大学馆藏《产宝百问》之"郑氏受薛氏医产源流"所载曰："郑氏南渡始祖，南渡后卜居于越，一日游至昆山，偶于古愚药室中坐以节劳，古愚视其容貌魁梧，动静不群，询尚未娶，遂招为婿，古愚为邑中世擘，居平桥南塊下，专门医产，名震东吴，始祖不觉欣羡，弃儒习医，得传斯业，奕世相承将五百年矣。……赐进士介庵郑文康谨识。"

对于以上三种记述，马一平先生在其《昆山郑氏妇科世医起源和医著考辨》一文中做过较为深刻的探究。他认为：

其二的记述数处不实：①郑氏有女嫁宋徽宗（赵佶）

为显肃皇后，而非宋仁宗之后。②郑氏先世无人被封为忠益王（第七世郑兴裔卒后被追封为益王，谥忠肃，亦始迁昆山）。③郑氏迁昆支南渡，迁昆后建第在通德坊（大致在今昆山市职工学校一带），后至十八世孙郑文康（1413—1465，明正统进士）才迁建于平桥东之春和坊。④郑氏迁昆一支即有百余人，后又子孙繁衍，岂只一子。⑤薛将仕之婿为钱氏，钱氏婿方为郑公显，故薛将仕无郑氏婿。

其三的记述更经不起推敲。因为据昆山郑氏家谱与昆山县志记载：①郑氏南渡迁昆始祖郑忆年（河南开封人）为宋资政殿大学士，南渡后家于昆，而非越。②郑忆年一直为南宋朝廷高官，并未业医。③郑文康幼子郑受的号古愚，若祖先已有名古愚者，受岂敢用祖先之名讳。④郑文康生于明永乐十一年（1413），如他40岁时写此文，上推500年，则为后周广顺三年（953），那非但不是南宋、北宋，已是五代十国了，仅此一点即可判定为托名。

综上所述，第一种记述较为翔实可信，故从之。

二、版本流传考证

薛辛撰写了《女科万金方》之后，其医术于宋末元初辗转传到了郑公显之手，至此开启了郑氏女科的先河，其后代将薛氏的《女科万金方》奉为私密，私相传抄，八百余年，从未付梓。

其手抄版本亦以两种形式流传。一种是未经改编本，此类抄本基本保留原作内容，或者增删的内容不多，字数约在3万字左右，仍以原书《女科万金方》命名。目前已知最早的版本是明崇祯二年己巳（1629）抄本（后简称"崇祯本"），该版本已制成缩微胶卷，原书疑藏台湾。另外较早的版本有苏州大学馆藏的抄本（后简称"苏大本"）和黑龙江中医药大学馆藏的抄本（后简称"黑中本"）。

另一种是在原作基础上由郑氏的后人逐代添加内容的抄本，即改编本。此类抄本的书名有的一仍其旧，如上海中医药大学馆藏的清代郑氏二十六世孙郑隆祚抄本（后简称"上中本"），虽取名《女科千金方》，然而字数已有近14万字之巨了。

其实此类抄本的书名大多各有不同。据《全国中医图书联合目录》和《中国医籍大辞典》著录所示，目前国内各大图书馆馆藏郑氏抄本有19种之多。除前述《女科万金方》外，还有《郑氏家传女科万金方》《坤元是保》《女科济阴要语万金方》《女科万宝方》《薛氏济阴万金书》《玉峰郑氏女科秘传》《妇科胎产问答要旨》《家传产后歌诀治验录》《产家要诀》《产宝百问》《郑氏女科集义》《妇科药囊万金方》《女科宝藏神书》《胎宝百问》《坤道指南》《郑氏女科八十一治》《郑氏女科真传》《郑氏医案》等等，都可以视作《女科万金方》的改编本。这些抄本的抄写年代，除崇祯本外，其他均为清抄本和民国初期抄本。而且由于多为海内孤本，各地馆藏视为珍秘，绝不轻易示人。

为求与作者名实一致，彰显薛（郑）氏女科之渊薮，此次整理的底本和主校本均在第一类抄本中筛选，参校本则取自第二类抄本。

1. 底本

据《中国中医古籍总目》著录，崇祯本的缩微胶卷现藏于国家图书馆，然查找无果。几经调研，方知该缩微胶卷还藏于南京图书馆。

崇祯本乃目前国内的最佳版本。不仅早于其他抄本，而且内容与他本比较更为简约，更接近薛氏原作。故此次校注采用崇祯本为底本。

2. 主校本

据《中国中医古籍总目》著录，国内馆藏题名《女科万金方》的抄本共有三处。一是苏州大学炳麟图书馆馆藏的苏大本，二是黑龙江中医药大学馆藏的黑中本，三是上海中医药大学馆藏的上中本。

苏大本，未明抄者，共一册，行款单页9行26字，楷书字体，字数4万余字，足本。

黑中本，亦未明抄者，共上下两册，行款单页10行28至31字，楷书字体，字数约3万余字，书中多有缺损，书后亦有残缺，并非足本。

上中本为清代郑氏二十六世孙郑隆祚抄本，共四册，行款单页12行28字，行书字体，字数约14万字。

由此看来，黑中本与苏大本都属于原抄本，内容、体例与底本最为接近，而苏大本内容完整，所以本次校注以苏大本做为主校本。

3. 参校本

南京中医药大学馆藏的《郑氏家传女科万金方》已经郑氏后人不断充实内容，字数已由原来的 3 万余字，扩充到了 14 万字左右了，可以说与薛氏原著相较，无论是字数内容，还是编排体例都有了很大的不同。严格意义上来说，它已经不是薛氏的著作了。

南中本与上中本版本类似，都是几经郑氏后代充实的改编本，本次校注将它们作为参校本。

三、学术思想与诊治经验

《女科万金方》乃我国古代中医妇科珍贵的临床专著。凝聚了作者一生的临床经验，详尽论述了妇女在经、胎、产过程中可能遇到的各种常见病和疑难杂症，医理简洁精辟，经验丰富老到，处方简明。其学术思想和诊治经验，略有下述。

1. 女子性缓为上，安康经准为先

女性一生以血为先天，故多耗血伤阴。血虚则气升，阴虚则火旺，故女性往往阴火易盛而性情最易波动。《坤元是保·薛轩序》（宋代抄本）曰："妇人一科，古人称之曰难。爱必溺，憎易深，意最着，情实偏。牵恋生忧，憎恶蓄怨。嗜欲过于丈夫，感伤倍于男子。心结不散。此数者，病之根也。"

薛氏有鉴于此，故在该书开篇伊始《万金方歌诀》中明确指出："大凡女子，禀受偏执。若欲无病，先戒性急。或为怒气，或为忧郁。忧郁生痰，痰因火至。恐至伤血，血因火至。怒气伤血，血伤失色，或为疼痛，或为淋疾。"

由此可知，薛氏认为性情急躁是女子百病之先，由此而生痰生火，最终会进一步伤血失色，导致月经的紊乱。所以《产科总论》中说："经至，切须戒气，否则成癥癖之疾。

女子只有月经正常，才能保证安康，所以薛氏在《万金方歌诀》中又说："若欲无病，月水安正。月应乎天，水应乎地，一月而来，如期如信。"

正是因为女性日常最易犯的失误是情志失调而致月经紊乱，所以薛氏认为调理月经为女科首当其冲的要务。故其在《产科总论》中曰："凡妇女诸症，皆当以调经为先。"

既然调理月经为女科的第一要务，而女子的月经有经期、经量、经色和经质的不同，那么什么是薛氏调经的最重要的一环呢？薛氏把调理月经的着眼点放在了经期的准确之上。他在《万金方歌诀》中说："经行贵准，或参于前，或落于后。参前为热，落后为寒。热多清凉，寒多温助。血实血虚，或攻或补。"

2. 调经四物为本，行气香附莫属

薛氏女科，调经贵准。月信若准，一要充盈，二须畅达。血虚血实，或寒或热，皆致经病。薛氏遣方用药，皆赖四物一方。其于《产后总论》中说："凡妇女之病，以四物汤为先。盖妇病不过血虚、血热、血冷所致，而四物者调和血之药也，故以此起剂。"

当归辛温能活血，芍药酸寒能敛血，熟地甘濡能补血。当归入心脾，芍药入肝，熟地入肾，乃川芎者，彻上彻下而行血中之气者也。（《医方考·妇人门》卷六）

由此可知，四物汤乃补血行血之圣方，大凡月经不调，初始用药，不离四物，此乃薛氏女科之通例。

《女科万金方》一书阐述调经的内容主要集中在《调经十五论》中，其中论述了女子从十五岁月经初潮到五十岁经水枯竭，治疗各种经病共十六方中，含有四物汤的药方竟然有十二方之多。可见但凡月经不调，治疗开方都离不开四物汤。

薛氏以四物生血行血。血虽充盈，然而血滞血瘀，经行仍不能畅通。因而薛氏对于复杂而顽固的病情，必用调气一法。而调气则必有香附一药。

薛氏在《产科总论》中说："妇人内外伤风、伤寒，与男女同药。但胎产异耳，四物汤不可无，调气香附不可缺。"因而我们可以看到在《调经十五论》治疗月经不调的十六方中，每张药方都离不开香附，由此可见薛氏调气对香附一味的倚重。

3. 注重十月胎形，强调调理肝脾

养胎的理论肇始于《金匮要略》，仲圣首创分经养胎之说。《金匮要略·妇人妊娠病脉证并治》论妊娠伤胎，提到七月太阴养胎之说："怀身七月，太阴当养不养。"分经养胎之说突出调理肝脾的理念，可以说是《金匮》妊娠用药的一大特色。

尽管仲圣未能详尽阐发分经养胎之说，但是王叔和则承其后而尽其详。其于《脉经》卷九曰："妇人怀胎，一月之时足厥阴脉养，二月足少阳脉养，三月手心主脉养，四月手少阳脉养，五月足太阴脉养，六月足阳明脉养，七月手太阴脉养，八月手阳明脉养，九月足少阴脉养，十月足太阳脉养。诸阴阳各养三十日活儿。"

然而突破仲圣分经养胎的藩篱，根据孕妇整个孕期气血的衰旺、胎儿的异常，从孕妇的身心健康，饮食调节，身体锻炼到药物调理，提出一整套完整理论的要数北齐徐之才的《逐月养胎法》。

他的理论对后世的影响是巨大的，薛氏的《女科万金方》也深受其影响。然而薛氏养胎的重点不是"务虚"，而是"务实"。

所谓"务虚"，是指薛氏的养胎观并不强调从孕妇的身心健康、饮食调节、身体锻炼等方面入手，而是在徐之才药物调理的环节上进行充实提高。提出了区分十月胎形，用药调理肝脾的"胎形调理法"。从此体现他"务实"的过人之处。

举例来说，一月胎形有如草上露珠，未入子宫深处，尚在"裩户"表浅之处。此时孕妇气血未旺，冲任不固，"常有头晕、恶心、不思饮食，六脉浮紧"之症，亟当补脾益气、补血养肝以固胚胎。薛氏以罩胎散治之。

罩胎散以当归、白芍为君，补肝血，益冲任，养胎元；以枳壳、砂仁为臣，补脾胃，固摄养，生化源；川芎为佐，活血理气；甘草为使，调和诸药。诸药共奏调和肝脾，养胎固元之功。

纵观薛氏十月怀胎的"胎形调理法"所属的十张药方无不体现调理肝脾的核心理念，只是二者有所偏重而已。

由此我们也可以说：薛氏的"胎形调理法"吸收了仲圣《金匮》的调理肝脾以养胎元的核心理念，又融合了徐之才逐月养胎的观点，独树一帜，另成一家。

4. 产后先理恶露，然后补血升提

薛氏治疗产后病具有独到的经验。他认为孕妇产后尽管气血衰亏，但是首先必须解决的是恶露不尽而未遑补益气血。《万金方歌诀》："新产之后，先理恶露，后当补血；补血太早，恶不能除。"

如果不能及时地去除恶露，就会产生严重的后果，甚至会导致气血逆乱而危及产妇生命。《产后调理法》："凡初产下，不问是男是女，先将醋磨墨三分服之，破凝结之血，然不可太酸之醋。产后三日内，令产妇常闻醋炭之气，或烧旧漆烟，或烧旧漆气，如此可免血逆、血迷、血晕之患。"

我们可以发现《女科万金方》中有的药方是针对产后恶露不能及时有效地清除从而导致产妇气血逆乱、神志昏糊的，而且这些药方的组方原则只突出一点：破血逐瘀。如《产后门》中有醋煮散，主治产后胎衣不下，血闷冲心。用三棱、蓬术、官桂、赤芍、香附、乌药、甘草等温经破瘀，如果药力不足，恶露较多，另加红花、当归、青皮等行气化瘀，这就是很好的明证。

尽管产后当以行血破瘀、去除恶露为先，但如果产妇气血亏虚明显，薛氏还是强调要攻补兼施。在这样的情况下，薛氏通常喜用七珍散来主治产后虚弱，败血闷心窍，神昏不语。

其在《产后总论》中说："败血冲心、冲胃，二病皆危。冲胃则饱闷恶呕，冲心则癫狂错乱，虽药难治。产后不语者，败血迷裹心窍也。用七珍散，一些不须虑。"

其在《产后门》中说："心有七窍七毫，产后虚弱，多致停积败血，闭于心窍。心通于舌，心气闭塞则舌亦强矣。宜服七珍散。"

该方用人参、生地大补元气，滋养阴血；川芎、细辛、防风行气活血；辰砂、石菖蒲宁神开窍。

恶露除尽之后即当议补，薛氏喜用四物汤加减以补血。如《产后问答》中说："血耗而散不足，气虚坐卧不安，风邪之症。服四物补心汤。"方用四物汤加茯神、半夏、桔梗、白术各五钱、陈皮二钱、甘草三钱。《产后门》中说："加味四物汤治新产血虚血晕，冲心昏迷不省。"方用四物汤各一两，枳壳五两。

薛氏在产后补血之时不忘补气理气，因为补血当须益气生血，血生又当理气行血。所以他在《产后问答》中说："阴血复归之时不忘补气升提。"其又针对产后玉门不敛的情况说："气虚不足也。宜补中益气汤倍加升麻，又八物汤加升麻。"

5. 女子阴血为用，调养四物为宗

纵览薛氏《女科万金方》，最令人印象深刻的是：薛辛最喜用四物汤。他在《胎前门》中说："四物汤治胎前产后一切血气之疾并调经。"在《产后总论》中又说："凡妇女之病，以四物汤为先。盖妇病不过血虚、血热、血冷所致，而四物者，调和血之药也，故以此起剂。"可见薛氏认为但凡女科之病，尽管有经带胎产之分，然都是阴血失调所致。四物汤则专为此而设，故薛氏将此方作为治疗女科疾病的首方。

如《诸经问答》在论及如何调理妇女经水有紫红色、黑色的病况时，其曰："紫黑有二：气血相并，腹痛者是也；有热而实者，肚不疼也。血虚者则淡红。三者皆宜服四物汤。"可见月经不调无论虚实寒热，皆可运用四物汤。

如《胎前门》论述孕妇安胎，针对其人腹微痛，或腰疼，至五六个月当服丹溪安胎饮。其方就是四物汤加人参、白术、砂仁、陈皮、紫苏、黄芩。

　　再如薛氏针对产后调理，同样也善用四物汤加减。他治疗新产血虚血晕，冲心昏迷不省的患者，运用加味四物汤，即四物汤各一两，再加枳壳五两。

　　总之，薛辛生活在南宋末年，上承仲圣《金匮要略》有关妇科理论之宗，下启郑氏妇科绵延800之业，以行之有效的一整套女科临床经验，独树一帜，形成秘法，嘉惠后人，堪称不朽。

总 书 目

I

Ⅱ

本　草

鼎刻京板太医院校正分类青囊药性赋

方　书

医便

卫生编

袖珍方

内外验方

仁术便览

古方汇精

圣济总录

众妙仙方

李氏医鉴

医方丛话

医方约说

医方便览

乾坤生意

悬袖便方

救急易方

程氏释方

集古良方

摄生总论

辨症良方

卫生家宝方

寿世简便集

医方大成论

医方考绳愆

鸡峰普济方

饲鹤亭集方

临证经验方

思济堂方书

济世碎金方

揣摩有得集

疟斋急应奇方

乾坤生意秘韫

简易普济良方

名方类证医书大全

南北经验医方大成

新刊京本活人心法

临证综合

医级

医悟

丹台玉案

玉机辨症

古今医诗

本草权度

弄丸心法

医林绳墨

医学碎金

医学粹精

医宗备要

医宗宝镜

医宗撮精

医经小学

医垒元戎

医家四要

证治要义

松厓医径

济众新编

扁鹊心书